Todo para la diabetes

Tratamientos, enfermedades asociadas, alimentación...

Todo para la diabetes

Tratamientos, enfermedades asociadas, alimentación...

por las Dras. Adela Rovira y Clotilde Vázquez

Guías prácticas de *Saber* VIVIR 11

Una Biblioteca de **Manuel Torreiglesias**

Torrelaguna, 60. 28043 Madrid
Teléfono 91 744 90 60
Telefax 91 744 90 93
www.aguilar.es
aguilar@santillana.es

Diseño de cubierta: Más!Gráfica
Serie coordinada por Teresa Migoya
Ilustraciones de Pablo Espada

Primera edición: febrero de 2007
Segunda edición: abril de 2007

ISBN: 978-84-03-09731-5
Depósito legal: M-14.754-2007
Impreso en España por Palgraphic, S. A. (Humanes, Madrid)
Printed in Spain

Índice

Nos amenaza la diabetes

Empezamos la publicación de esta provechosa colección de salud hace ya cuatro años. Con ella destacados especialistas están haciendo mucho bien a miles de seguidores nuestros, por lo que en su nombre, y en el mío, les estaré para siempre agradecido. Por eso, amigas y amigos —así os considero por el aprecio que os tengo al habernos conocido a través de TVE—, ahora os ofrecemos esta nueva Guía Práctica de Saber Vivir sobre la diabetes.

Sus creadoras, las doctoras Adela Rovira y Clotilde Vázquez, han querido incluir al comienzo unos generosos y cariñosos agradecimientos, entre los que me apetece destacar tres: «al Grupo de Educación Terapéutica de la Sociedad Española de Diabetes [...], a los diabetólogos y endocrinólogos españoles, con quienes compartimos tarea [...], y a todas las personas con diabetes, objeto de nuestro trabajo, y de quienes aprendemos todos los días».

¡Cuánto tienen de excelencia estos sentimientos! A ninguna de las dos, de aspecto más bien menudo, les caben en el alma tantos conocimientos y tanta dedicación a los pacientes como ellas desempeñan a diario.

En un tono ameno, divulgativo y educativo, pues ésa es la ambición de esta biblioteca, las autoras han condensado lo que todo el mundo debería saber sobre esta enfermedad del azúcar en la sangre. Y como la manera de explicarlo, muy sencilla y didáctica, es de fácil comprensión, tomaremos buena nota de lo que dice *Todo para la diabetes* para aprendérnoslo muy bien, para llevarlo inmediatamente a la práctica, sobre todo las partes de ejercicio y alimentación.

Con los relatos de Carlos, diabético tipo I a los 10 años, y de José, a quien le llegó la diabetes II a los 60 años, las autoras arman los entresijos de esta enfermedad, cuyos síntomas —*hace adelgazar, produce hambre, sed insaciable y una gran cantidad de orina*— fueron descritos cientos de años antes de nuestra era.

Sin embargo, la situación está empeorando, y en los últimos diez años, sólo en España, han aumentado un 50 por ciento los casos de diabetes tipo II —aparece ya hasta entre adolescentes—. Este libro contribuirá a fomentar una mayor responsabilidad, personal y social, frente a esta, que ya lo es, moderna epidemia.

Ya se cuentan tres millones de hogares con algún familiar diabético. Lo grave es que la mitad de estos enfermos no saben que lo son, y viven descontrolados, averiando en silencio, y sin aparentes síntomas, piezas importantes de su organismo. Esta guía, ante todo útil, les puede también abrir los ojos. Así lo deseo.

Manuel Torreiglesias

Agradecimientos

A la Sociedad Española de Diabetes.

Al Grupo de Educación terapéutica (GEET) de la Sociedad Española de Diabetes.

A la Federación Española de Diabetes.

Al programa *Saber Vivir*, a su director y sus redactores.

Al Hospital Ramón y Cajal y la Fundación Jiménez Díaz, donde desarrollamos nuestra labor profesional.

A los endocrinólogos, los diabetólogos, los educadores, los médicos de familia y todos los profesionales con quienes compartimos tarea.

A todas las personas con diabetes, objeto de nuestro trabajo, y de quienes aprendemos todos los días.

CAPÍTULO I

Historia e importancia de la diabetes

La diabetes, a punto de convertirse en la enfermedad más prevalente del mundo, fue, sin embargo, una enfermedad bastante desconocida en la Antigüedad.

Las primeras referencias se deben nada menos que a un escrito de 1553 a. C., en el que se describen distintas enfermedades, entre ellas una que «hace adelgazar, produce hambre y sed insaciables y una gran cantidad de orina». Este documento es, como quizá algunos conozcan, el famoso Papiro de Ebers, porque fue George Ebers, arqueólogo y literato alemán, quien en 1873 se lo compró a un comerciante de Tebas.

El término 'diabetes' seguramente viene del griego *día* (a través) y *beinen* (pasar lo que corresponde a un estado de debilidad, sed, y poliuria, es decir, que los líquidos pasan y se eliminan en gran cantidad).

Galeno pensaba que la diabetes era una enfermedad muy rara y utilizó términos para defi-

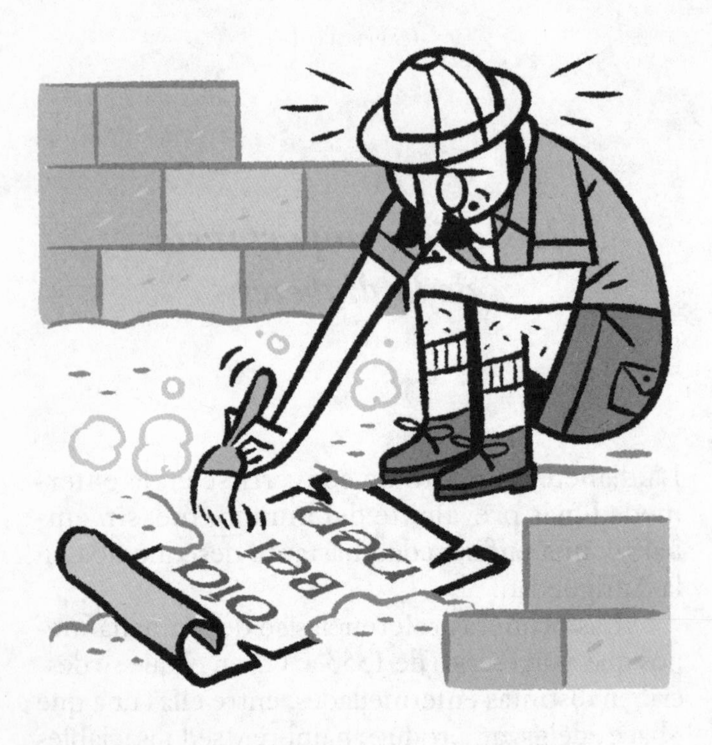

nirla como «diarrea urinosa» y, en efecto, parece que la diabetes, al menos la tipo 1, era una enfermedad muy rara en la Antigüedad. El propio Galeno sólo vio dos casos en su larga carrera como médico y seguro que no se le pasaron por alto, puesto que ha sido uno de los mejores observadores clínicos de la historia de la medicina.

Dando un salto histórico diremos que los testimonios en la Edad Media de esta enfermedad son muy escasos, pero tampoco durante el Renacimiento ni en los siglos que siguieron (en los que hubo una extraordinaria explosión del conocimiento en el campo de las ciencias en general y de la medicina en particular) se produjo ningún documento que indique un incremento en la incidencia de la diabetes tipo 1, es decir, que esta enfermedad puede considerarse una enfermedad moderna. Y así lo afirma Thomas Willis, una gran anatomista del siglo XVII, que escribió que «antiguamente la diabetes era bastante rara, pero en nuestros días se van encontrando casos más a menudo».

En el siglo XVIII John Royo fue el primero en acuñar el término «diabetes mellitas» (dulce). Ya en el siglo XIX, la era del racionalismo, tuvieron lugar descubrimientos cruciales sobre el metabolismo de la glucosa y la síntesis de insulina por el páncreas. Langerhans es quien describió los islotes del páncreas, esos acúmulos de células que llevan su nombre, pero no llegó a identificar las sustancias que producían. Las décadas finales de ese siglo vieron avances muy importantes en el conocimiento de este órgano: el páncreas y su papel en la digestión y el metabolismo. Pero fue finalmente el esfuerzo de años de equipos liderados por Frederick Grant Banting y Charles Herbert Best de Toronto (Canadá) el que fructificó en el aislamiento de la insulina y el conocimiento preciso de su papel en el metabolismo de la glucosa; hallazgo que comunicaron en una memorable sesión el 3 de mayo de 1922 en una reunión de la Sociedad Americana de Médicos en Washington. Dicho descubrimiento les valió el premio Nobel en 1923.

A finales de ese año comenzó a fabricarse insulina en Alemania, Dinamarca y Austria. Elliot P. Joslin fue uno de los primeros médicos en adquirir amplia experiencia en el tratamiento insulínico de la diabetes, y su Clínica de Boston sigue siendo pionera y referencia en el tratamiento integral de la diabetes.

Pero aún hay dos premios Nobel más en la historia de la insulina: el del británico Frederick Sanger en 1958 por su descubrimiento de la secuencia de aminoácidos de la insulina y el de la doctora Dorothy Hogdkin en 1969 por la descripción de la estructura tridimensional de la molécula de la insulina.

Hablando de antidiabéticos orales, es necesario situar su descubrimiento y síntesis, que comenzó a finales de la década de 1950 con el grupo de las sulfonilureas y siguió hasta la actualidad con los diferentes grupos que se describen en el capítulo de antidiabéticos orales. Lo mismo ha ocurrido con la insulina, pues tras muchas décadas de utilización de insulina de cerdo purificada, posteriormente de insulina altamente purificada o monocomponente (que apareció a finales de la década de 1970), la síntesis de insulina humana a partir de tecnología de recombinación genética supuso un hito importantísimo en la disponibilidad de la hormona y en la mejoría de los efectos secundarios. La aparición de insulinas modificadas para conseguir diferentes perfiles terapéuticos está marcando unas posibilidades fantásticas en el logro de un buen control metabólico de la persona con diabetes.

CAPÍTULO II

Cómo se regula la glucosa en sangre

La glucosa debe mantenerse en la sangre en unos límites estrechos: entre 70 y 120 mg/dl para asegurar que no hay déficit (hipoglucemia) ni exceso (hiperglucemia), que finalmente llevaría a una eliminación anormal por orina y a causar daño en muchos tejidos del organismo.

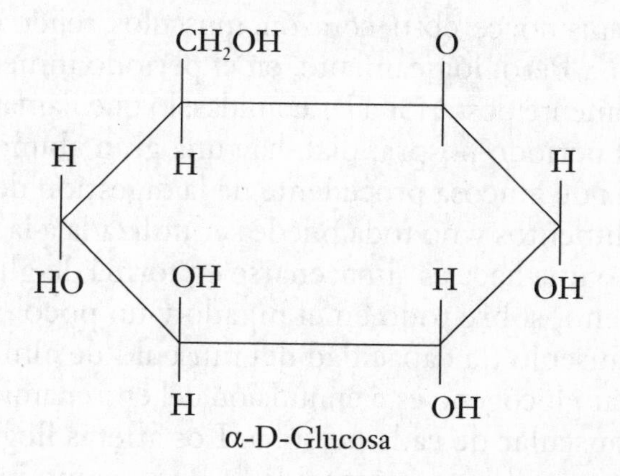

Estructura cíclica de la glucosa.

Para asegurar esa normalidad, el balance entre llegada de la glucosa a la sangre y salida de la misma debe estar muy bien regulado. Veamos los principales elementos que intervienen en ese balance de manera secuencial. Primero los fenómenos que ocurren: llegada, almacenamiento y utilización de la glucosa. Posteriormente conoceremos algo de los *actores* que interpretan los papeles principales de estos procesos.

- Cuando comemos, los carbohidratos de la dieta (arroz, pan, patatas, pasta, maíz, galletas, legumbres, hortalizas, frutas, lácteos...) son digeridos, es decir, sufren fenómenos de rotura de las grandes moléculas que componen los diferentes carbohidratos, hasta obtener gracias a los fermentos o enzimas digestivos «azúcares simples», unimoleculares, principalmente glucosa.
- Esta glucosa se absorbe y pasa a la sangre para ser utilizada por los tejidos de todo nuestro organismo: cerebro, corazón, músculos, tejido graso... Pero, lógicamente, en el periodo inmediatamente posterior a las comidas, lo que llamamos el periodo posprandial, hay una gran abundancia de glucosa procedente de la digestión de los alimentos y no toda puede ser utilizada a la vez. Lo que hace es almacenarse en forma de glucógeno, sobre todo en el hígado y un poco en el músculo (la capacidad del músculo de almacenar glucógeno está en función del entrenamiento muscular de cada persona. Los atletas llegan a desarrollar gran capacidad). Pero, como incluso en las mejores condiciones de entrenamien-

to físico la capacidad de almacenar glucógeno es relativamente pequeña, el exceso de glucosa en el periodo posprandial se emplea en formar grasa que se almacena en el tejido adiposo u otras sustancias. En este periodo posprandial la gran protagonista es la principal hormona pancreática, la insulina, que actúa posibilitando la entrada de la glucosa en la célula para su utilización y favorece la síntesis de glucógeno y la formación de grasa cuando hay un exceso de glucosa. Por eso la insulina, que en estado de ayuno se segrega a un ritmo pausado y lento de 0,5 a 1 unidad/hora, tras las comidas aumenta de tres a diez veces.

- Pero ¿qué pasa en los ayunos cortos, es decir en los periodos entre comidas o en el «ayuno» nocturno? En esos momentos no se está absorbiendo glucosa y, sin embargo, las células de todo nuestro organismo la siguen necesitando como *combustible* básico para la producción de energía. Es lo que se conoce como periodo interprandial (es decir, entre el desayuno y la comida, por ejemplo) o ayuno nocturno, pues lo más fácil y lógicamente lo primero que ocurre es echar mano de las reservas de glucógeno para proveer de glucosa a la sangre. En estos casos se produce el fenómeno llamado glucogenolisis, es decir, ruptura de la molécula de glucógeno para liberar glucosa. Cuando las reservas se acaban, la única solución es *fabricar* glucosa a partir de otros macronutrientes (también llamados principios inmediatos): las proteínas y la grasa. La proteína del músculo es la que más fácilmente se convierte en glucosa en el hígado. Por eso, cuando se realizan dietas sin carbohidratos o muy pobres en ellos, se va perdiendo musculatura. Estos fenómenos de conversión de proteína y grasa en glucosa se denominan neoglucogénesis. En este periodo interprandial o de ayuno corto la protagonista principal es otra hormona pancreática: el glucagón. Mientras tanto la insulina se encuentra en concentraciones bajas.

- Finalmente, cuando el ayuno se prolonga (ayuno largo) o se opta por una alimentación claramente insuficiente durante largo tiempo, la insulina se encuentra en concentraciones aún más bajas, ya que no hay mucha glucosa para introducir en la célula y no tienen lugar fenómenos de síntesis de glucógeno. Esa ausencia relativa permite que se movilicen las grasas del tejido adiposo, y éstas se convierten en el *combustible* celular, en ausencia de glucosa, al oxidarse los ácidos grasos y producir energía. Hay algunos tejidos llamados «glucodependientes» a los que les es difícil utilizar otro combustible que no sea la glucosa, como en el cerebro, y por eso en ausencia de glucosa se produce irritabilidad, ansiedad y malestar derivado del daño relativo neuronal, pero a la larga todos los tejidos pueden adaptarse a la utilización de los ácidos grasos que, al oxidarse, producen unas sustancias que se llaman cuerpos cetónicos. Por esta razón, cuando se realizan dietas hipocalóricas se adelgaza, se pierde tejido graso porque es utilizado como fuente de energía, pero si se realizan dietas drásticas sin nada de carbohidratos o muy bajas en calorías pueden acumularse demasiados cuerpos cetónicos y provocar un estado de cetosis o acidosis que es peligroso para la salud.

Ya hemos visto que tres grandes protagonistas de esta función básica del organismo son la glucosa, la insulina y el glucagón.

1. La *glucosa* o actriz principal es un azúcar simple o monosacárido, compuesta de seis átomos de carbono, que se obtiene de la digestión de los principales carbohidratos de la dieta y es absorbida en el intestino delgado. Lógicamente la glucosa es la *prima donna* de la fisiología celular porque sin ella los principales procesos de nuestro organismo no podrían producirse o lo harían de manera mucho más dificultosa.

Glucosa, un azúcar

```
        H
        |
        C == O
        |
  H  —  C  —  OH
        |
 HO  —  C  —  H
        |
  H  —  C  —  OH
        |
  H  —  C  —  OH
        |
       CH2 —  OH
```

Estructura lineal de la glucosa.

Una vez en la célula, la glucosa es oxidada de dos formas, o en dos fases, para proveer de energía a la célula: una que no precisa oxígeno y por eso se llama glucólisis anaerobia y la otra, que precisa del oxígeno, tiene lugar en la mitocondria y se incorpora al ciclo de Krebs, que es la principal ruta metabólica celular productora de energía; se almacena en una especie de *acumuladores* energéticos celulares que son las moléculas de ATP.

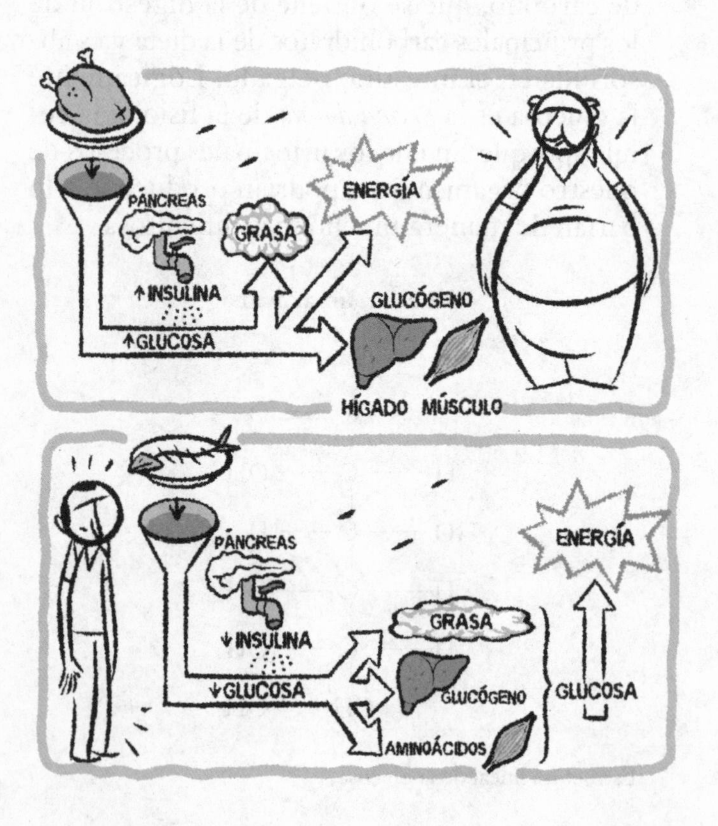

2. La *insulina* es sintetizada y segregada por las células beta de los islotes pancreáticos. Es una proteína constituida por 51 aminoácidos. Es sin duda nuestra segunda actriz y, aunque no tiene la categoría de protagonista de la función biológica que estamos interpretando, recibe, sin embargo, el Oscar porque su intervención es crucial y sumamente compleja. La *insulina* interviene en el metabolismo de los carbohidratos, las proteínas y las grasas; *a)* sobre los carbohidratos, ya hemos visto que es imprescindible para la entrada de la glucosa en la célula en los tejidos insulinodependientes: músculo, tejido graso... pero también es necesaria para el acúmulo de la misma en forma de glucógeno y para inhibir los procesos de neoglucogénesis a partir de las proteínas; *b)* por eso se considera a la insulina la hormona *ahorradora* de la proteína muscular, porque impide la destrucción de músculo para formar glucosa cuando esto es posible. Potencia, además, la síntesis proteica hepática y muscular, y *c)* sobre las grasas la insulina tiene acciones muy potentes: impide la lipólisis, es decir, la movilización de las grasas. Por eso es necesario comer menos y aprovechar los periodos de menor secreción de insulina para movilizar las grasas. De esa forma la insulina también impide la cetogénesis (la formación de cuerpos cetónicos como resultado de la oxidación de los ácidos grasos). Por otro lado, es una hormona imprescindible para la síntesis de grasa a partir del exceso de ingesta de carbohi-

dratos o proteínas. Esas grasas se acumulan en el tejido adiposo.

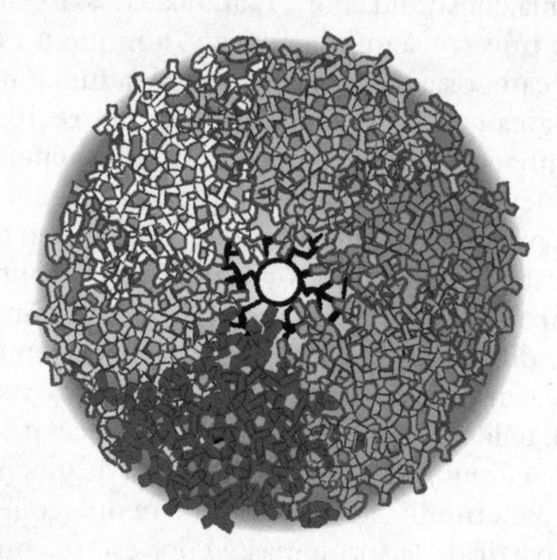

Estructura espacial de la insulina.

3. El *glucagón* es el actor complementario, aunque siempre dentro del *elenco* de protagonistas. Sería algo así como el contrincante de la insulina, porque sus acciones son casi totalmente opuestas. Es una hormona sintetizada y también segregada en los islotes pancreáticos, pero en este caso por las células alfa. Sus acciones son opuestas a las de la insulina, es decir, favorece la ruptura del glucógeno para formar glucosa (glucógenolisis), la formación de ésta a partir sobre todo de proteínas (neoglucogénesis) y estimula la liberación de grasa del tejido adiposo. Como resultado, la glucosa en sangre se eleva.

	Insulina	Glucagón
Lipólisis	⇓	⇑
Cetogénesis	⇓	⇑
Neoglucogénesis	⇓	⇑
Glucogenosíntesis	⇑	⇓
Glucogenolisis	⇓	⇑
Glucosa en sangre	⇓	⇑

Lipólisis = liberación de grasa del tejido adiposo para su utilización en la célula.

Cetogénesis = formación de cuerpos cetónicos como resultado de la oxidación de los ácidos grasos.

Neoglucogénesis = formación de glucosa en el hígado a partir sobre todo de proteínas musculares.

Glucogenosíntesis = formación de glucógeno a partir de glucosa. El glucógeno es la forma molecular de almacenamiento de glucosa.

Glucogenolisis = liberación de glucosa a partir del glucógeno hepático y/o muscular.

La función biológica es muy compleja e interviene una enorme cantidad de actores de diferente rango según la situación de la persona y el momento vital. Cabe citar el sistema nervioso simpático, las hormonas llamadas contrarreguladoras (corticoides, hormona de crecimiento...), la somatostatina pancrática, las hormonas gastrointestinales, etcétera. Pero para finalizar elegimos unos actores modestos pero de enorme importancia: el *receptor celular de la insulina*, que tiene una estructura compleja con cuatro subunidades, y los *transportadores celulares*, glucoproteínas de la membrana celular imprescindibles para que, gracias a la insulina unida a su receptor, la glucosa entre en la célula. El principal es el llamado Glut 4.

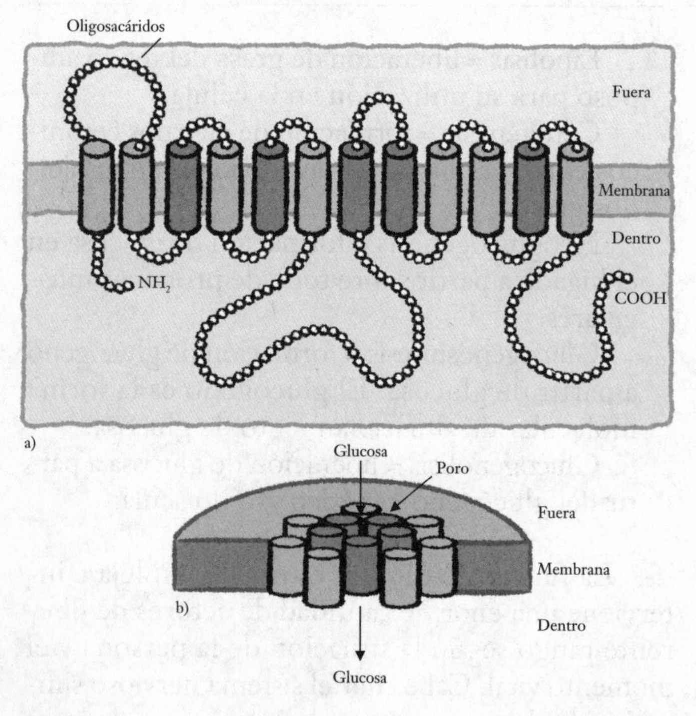

Estructura del principal transportador celular de la glucosa: Glut 4.

Una vez conocidos los elementos fundamentales de la regulación de la glucosa, es más fácil comprender lo que ocurre cuando no existe insulina, o ésta es defectuosa, o no realiza su función una vez unida al receptor (insulinorresistencia): el glucagón no tiene *contrincante* o rival y no se frenan los fenómenos de glucogenolisis y neoglucogénesis, por lo que la glucosa de la sangre, al no poder entrar en la célula y estar en continuo proceso de producción, se eleva por encima de los niveles normales. Éste es el elemento principal para el diagnóstico de la diabetes.

Secuencia de aminoácidos de la molécula de insulina

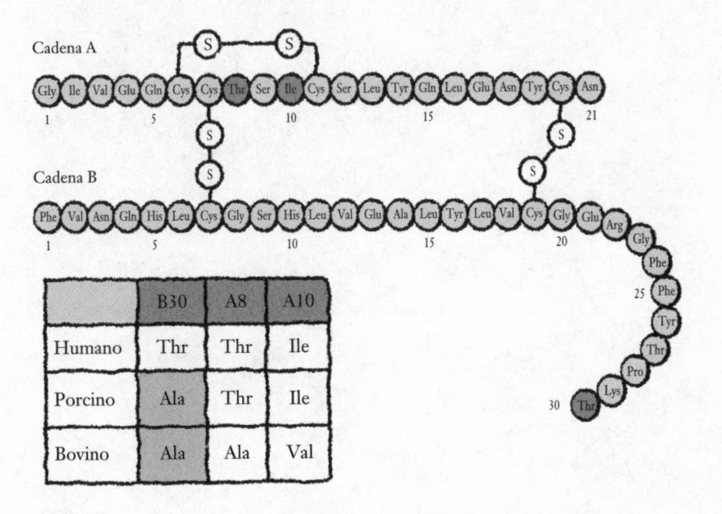

	B30	A8	A10
Humano	Thr	Thr	Ile
Porcino	Ala	Thr	Ile
Bovino	Ala	Ala	Val

Capítulo III

Definición de diabetes y sus tipos

La diabetes es un grupo de enfermedades que tienen en común el aumento de los niveles de glucemia en la sangre.

La hiperglucemia mantenida (niveles de glucosa en sangre superiores a lo normal) de este grupo de enfermedades puede llevar a complicaciones crónicas, como retinopatía, nefropatía, neuropatía y enfermedades vasculares que afecten al corazón, las piernas y el cerebro. La diabetes es la causa principal de la ceguera, la diálisis renal y las amputaciones no traumáticas de los miembros inferiores.

La diabetes afecta a unos doscientos millones de personas en el mundo y en los últimos años su incidencia ha aumentado de forma alarmante; ya se la considera la epidemia del siglo XXI junto con la obesidad. Son precisamente el aumento de peso y la disminución del ejercicio físico de la población los dos factores decisivos en el aumento creciente de la diabetes. Por eso las zonas del mundo en vías de desarrollo como Asia y América del Sur están sufriendo un aumento vertiginoso de esta enfermedad; pero zonas ya desarrolladas como Europa y América del Norte están casi duplicando el número de pacientes afectos de diabetes a pesar de la implantación de cuidados sanitarios bien cualificados. Disminuye la esperanza de vida entre cinco y diez años y aumenta el riesgo de infarto de miocardio entre dos y cinco veces; este último es la causa de muerte en más del 50 por ciento de las personas con diabetes.

¿CÓMO SE DIAGNOSTICA LA DIABETES?

El diagnóstico de diabetes es sencillo, pues basta con un análisis de sangre (tabla 1).

En ausencia de síntomas de hiperglucemia, dos determinaciones de sangre en ayunas de días diferentes que den valores superiores a 125 mg/dl señalan diabetes. En presencia de síntomas, un valor igual o superior a 200 mg/dl es prueba de diabetes. También se puede diagnosticar la diabetes realizando una determinación de glucemia a las dos horas de la ingestión de 75 gramos de glucosa. Si el valor es igual o superior a 200 mg/dl, la persona tiene diabetes. Esta prueba debe confirmarse otra vez. La sobrecarga oral de glucosa se realiza en ayunas y la persona que se hace la prueba no debe mantener dieta hipocalórica (baja en calorías) ni estar convaleciente de alguna enfermedad en los días anteriores.

Tabla 1. Diagnóstico de la diabetes mellitus del adulto
Síntomas de hiperglucemia + glucemia casual ≥ 200 mg/dl. Glucemia en ayunas > 125 mg/dl en más de una ocasión. Glucemia ≥ 200 mg/dl a las dos horas de una sobrecarga oral de glucosa.

Los síntomas propios de la diabetes se deben a la hiperglucemia. Cuando se tienen valores de glucemia superiores a 160-180 mg/dl, se produce un aumento de la eliminación de la orina, llamado poliuria. Para compensar las pérdidas por la orina, el individuo bebe mucho, lo que se denomina polidipsia. En ocasiones hay aumento del apetito y se come mucho, lo que se denomina polifagia. Esta tríada clásica (poliuria, polidipsia y polifagia) constituye los síntomas cardinales de la diabetes.

Además, suele producirse pérdida de peso, sobre todo en la diabetes tipo 1 o en estados avanzados de diabetes tipo 2. El cansancio, la menor tolerancia al ejercicio físico y la pérdida del apetito pueden aparecer cuando la hiperglucemia es importante y mantenida.

La glucosa en orina, denominada glucosuria, favorece el desarrollo de infecciones urinarias y del tracto vaginal y uretral. Estos últimos se ven más afectados por infecciones de hongos como *Candida*. La hiperglucemia mantenida puede dificultar la cicatrización de heridas.

DISTINTOS TIPOS DE DIABETES

Como decíamos en el inicio de este capítulo, la diabetes es un grupo de enfermedades. Cada tipo de diabetes tiene sus propias características, es decir, tiene sus causas, afecta a poblaciones más o menos determinadas y tiene tratamientos específicos. Pero hay que recordar que el factor común de todas ellas es la hiperglucemia, los niveles de glucosa en sangre superiores a lo normal, y que éste es el motivo por el que se pueden desarrollar múltiples complicaciones que se explicarán en el capítulo correspondiente.

La clasificación de la diabetes ha ido modificándose con el paso del tiempo, según se han ido conociendo mejor las causas de cada tipo. La última clasificación se elaboró en 1997. En la tabla 2 se enumeran los distintos tipos de diabetes. Como puede verse, hay cuatro grandes grupos:

- La diabetes tipo 1
- La diabetes tipo 2
- Otro que enumera muchas causas de diabetes
- Otro que se refiere a la diabetes gestacional

Además, están los llamados estados prediabéticos, que engloban la glucemia alterada en ayunas y la intolerancia a la glucosa. Describiremos cada uno de estos grupos, haciendo mayor hincapié en los tipos de diabetes más frecuentes como la tipo 1 y la tipo 2, la diabetes gestacional y los estados prediabéticos. Repasaremos con menos detalle las otras causas de diabetes, resaltando algunos tipos de diabetes con herencia dominante por ser también prevalentes y la diabetes secundaria a fármacos.

Tabla 2. Clasificación etiológica de la diabetes mellitus
I. Diabetes tipo 1 A. De causa inmune B. Idiopática
II. Diabetes tipo 2
III. Otros tipos específicos **A. Defectos genéticos de la función de la célula beta** Cromosoma 12, HNF-1α (previamente MODY 3) Cromosoma 7, glucokinasa (previamente MODY 2) Cromosoma 20, HNF-4α (previamente MODY 1) ADN mitocondrial Otros **B. Defectos genéticos en la acción de la insulina** Insulinorresistencia tipo A Leprechaunismo Síndrome de Rabson-Mendenhall Diabetes lipoatrófica Otros **C. Enfermedades del páncreas exocrino** Pancreatitis Traumas/pancreatectomía Neoplasias Fibrosis quística

Hemocromatosis
Pancreatopatía fibrocalculosa
Otros
D. Endocrinopatías
Acromegalia
Síndrome de Cushing
Glucagonoma
Feocromocitoma
Hipertiroidismo
Somatostatinoma
Aldosteronoma
Otros
E. Inducida por drogas o agentes químicos
Vacor
Pentamidina
Acido nicotínico
Glucocorticoides
Hormona tiroidea
Diazosido
Agonistas beta adrenérgicos
Tiacidas
Dilantin
Alfa interferón
Otros
F. Infecciones
Rubeola congénita
Citomegalovirus
Otros
G. Formas infrecuentes de diabetes de causa inmune
Síndrome del hombre rígido *(Stiff-man)*
Anticuerpos antirreceptores de insulina
Otros

H. Otros síndromes genéticos a veces asociados con diabetes Síndrome de Down Síndrome de Klinefelter Síndrome de Turner Síndrome de Wolfram Ataxia de Friedreich Corea de Huntington Síndrome de Lawrence Moon Bield Distrofia miotónica Porfiria Síndrome de Prader Willi Otros
IV. Diabetes mellitus gestacional

DIABETES MELLITUS TIPO 1

Para ilustrar cómo se inicia la diabetes mellitus tipo 1, vamos a referirnos a un caso concreto hipotético que podría ser el siguiente:

Carlos tiene 10 años. Es un chico sano, alegre, travieso, inquieto. Tiene un peso y una estatura similares a las de sus compañeros de clase. Le gusta jugar al fútbol y entrena tres días a la semana. Tiene buen rendimiento escolar. Acaba de iniciar el nuevo curso y está contento con sus nuevos profesores. Sus padres están sanos y no tienen antecedentes familiares de diabetes. Poco a poco sus padres empiezan a notar un cambio en la conducta de su hijo. Le notan menos alegre, se queja de cansancio, tiene menos ganas de jugar, de ir al colegio. Cuando llega por la tarde a casa, lo primero que hace es beber mucha agua. Sigue comiendo bien, pero le notan más delgado. Por la noche se levanta varias veces a orinar. Sus padres se extrañan, pero piensan que como bebe mucha agua necesita hacer más pis. Según pasan los días el cansancio va en aumento. Carlos no aguanta un entrenamiento. Está agotado. Consultan con el pediatra que le hace una analítica en la que se detecta una glucemia de 250 mg/dl. Carlos tiene diabetes tipo 1.

Este tipo de diabetes se debe a la destrucción de las células productoras de insulina del páncreas (células beta) y, por tanto, a la disminución de su síntesis y secreción. Esta enfermedad se ha llamado durante mucho tiempo diabetes dependiente de insulina, dando a entender que las personas que la padecen necesitan administrársela para vivir.

La causa más frecuente de la diabetes tipo 1 es la autoinmune. Esto significa que el propio organismo reacciona contra sus células betasecretoras de insulina debido a la inadecuada presentación de ciertas moléculas en la superficie de las células beta. El sistema inmunológico responde enérgicamente contra estas moléculas produciendo multitud de sustancias que van a causar la muerte prematura de las células secretoras de insulina.

La diabetes tipo 1 puede presentarse a cualquier edad aunque más frecuentemente en la adolescencia. Los síntomas de la hiperglucemia suelen aparecer de forma rápida con los tres *poli*

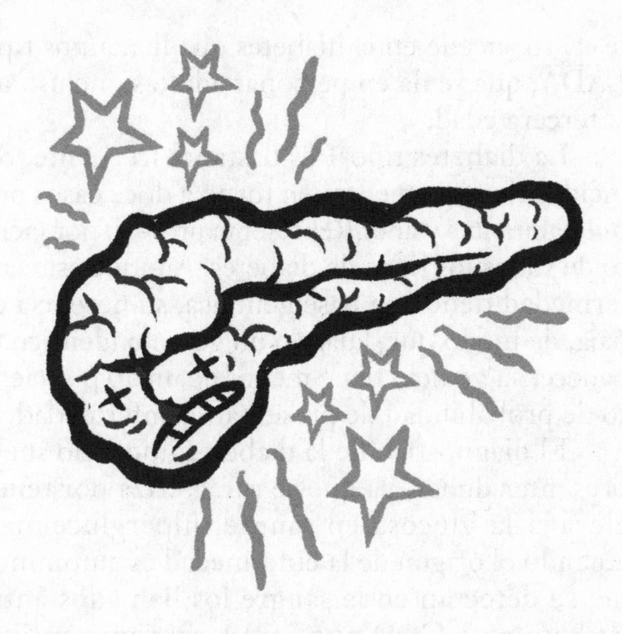

clásicos: poliuria (orinar mucho), polidipsia (beber mucho) y polifagia (comer mucho). Suele acompañarse de pérdida de peso, cansancio y menor rendimiento. Un síntoma que generalmente está también presente es levantarse por las noches a orinar (nicturia) y a beber.

Si bien los síntomas aparecen de forma rápida, a veces semanas o días, la enfermedad propiamente dicha se inicia bastante tiempo antes de que aparezcan los síntomas. Se considera que deben destruirse alrededor del 90 por ciento de las células beta del páncreas para que aparezcan los síntomas. Algunos pacientes con diabetes tipo 1 pueden estar años sin presentar los síntomas si la destrucción de las células beta se produce lentamente. Esto sucede en la diabetes que llamamos tipo LADA, que se da en personas adultas, incluso de la tercera edad.

La diabetes tipo 1 es bastante frecuente. Su incidencia se encuentra en torno a doce casos por mil habitantes y año. Representa un 5-10 por ciento de todos los tipos de diabetes. Aunque esta enfermedad tiene una base genética, su herencia es baja, de modo que, cuando un gemelo idéntico la padece, su gemelo tiene menos de un 50 por ciento de probabilidad de presentar la enfermedad.

El diagnóstico de la diabetes tipo 1 no suele presentar dudas, ya que se caracteriza por tener elevada la glucosa en sangre (hiperglucemia). Cuando el origen de la enfermedad es autoinmune, se detectan en la sangre los llamados anticuerpos anti-GAD y anti-IA2, así como antiinsulina y anticélulas de los islotes. Dado que esta enfermedad se debe a la ausencia casi total de insulina, el diagnóstico también se basa en la determinación de los niveles en sangre del péptido C, que es una molécula que se segrega conjuntamente con la insulina por las células beta del páncreas. De hecho, el péptido C forma parte de la molécula precursora de la insulina, la proinsulina, que se escinde en insulina y péptido C antes de ser secretadas por las células beta.

Como describiremos más adelante, se trata la diabetes tipo 1 con insulina desde el diagnóstico. En ocasiones, después de iniciar el tratamiento se puede dar un periodo de tiempo, que oscila entre semanas y meses, en el que el paciente necesita mínimas dosis de insulina e incluso dejar de administrársela, denominado «periodo de luna de miel». Se debe a un cierto grado de recuperación transitoria de la secreción de insulina por las células beta pancreáticas remanentes. Es importante no confiarse durante este tiempo, pues se debe continuar con los controles de glucosa capilar para evitar entrar en una situación de descompensación hiperglucémica.

Los síntomas derivados de la hiperglucemia que presentan los pacientes al inicio de la enfermedad desaparecen cuando se inicia el tratamiento con insulina, se recupera el peso perdido, se deja de beber y orinar por la noche y de sentir cansancio.

Diabetes mellitus tipo 2

La diabetes tipo 2 puede ilustrarse con un caso hipotético como el siguiente:

José es un señor de 60 años, casado, tiene un hermano mayor de 64 años que ha sufrido un infarto de miocardio y dos hermanas menores de 56 y 54 años; la última tuvo diabetes gestacional. Su padre falleció de un accidente vascular cerebral y su madre, de una enfermedad cardiaca. Trabaja en una oficina y lleva una vida tranquila. Camina poco porque utiliza el coche como medio de transporte para todo. Suele comer en un restaurante cerca del trabajo, le gusta tomar una tapita a media mañana y en casa cena algo de embutido y pan. El desayuno es muy ligero. Los fines de se-

mana suele quedarse en casa haciendo vida de familia. Ha tenido alguna enfermedad no grave: una operación de hernia inguinal y algún episodio catarral. Es fumador habitual de un paquete al día. Año tras año ha ido ganando peso y su mujer le insiste en que tiene que tener cuidado. Además, sabe que tiene el colesterol alto y también la tensión en niveles altos. Su médico le ha prescrito un tratamiento para el colesterol y para la tensión arterial y le ha dicho que tiene la glucemia un poco alta en varias ocasiones. Una mañana José nota una sensación de peso en el pecho que le dificulta respirar, no se encuentra bien y decide ir a su médico. Éste le hace un electrocardiograma y observa alteraciones, por lo que le envía a un servicio de urgencias donde le diagnostican angina de pecho y le detectan una glucemia de 236 mg/dl. José tiene diabetes tipo 2 y cardiopatía isquémica.

La diabetes tipo 2 es una enfermedad muy frecuente. Se estima que entre un 6 y un 10 por ciento de la población la padece. Su frecuencia aumenta con la edad, de modo que en la población mayor de 60 años supera el 20 por ciento.

Las causas de esta enfermedad no se conocen con exactitud. Por una parte existe una disminución en la acción de la insulina secretada por las células beta del páncreas, que es lo que denominamos resistencia a la insulina. Esta resistencia a la insulina hace que el hígado produzca más cantidad de glucosa de la que necesita el organismo y, además, la glucosa que circula por la sangre no es utilizada por algunos tejidos, como los músculos. Cuando un individuo tiene resistencia a la acción de la insulina, produce más insulina por el páncreas para compensar esta situación. Pero, si las células productoras de insulina no responden adecuadamente, se produce la diabetes. Por tanto, en la diabetes tipo 2 existen dos fallos: la resistencia a la insulina y la alteración en la secreción de insulina. Dos de los factores que contribuyen a la resistencia a la insulina es el sobrepeso y la obesidad. La acumulación de adiposidad, sobre todo en el abdomen, determina en gran medida la aparición de resistencia a la insulina. Más del 80 por ciento de las personas con diabetes tipo 2 tiene sobrepeso u obesidad, de ahí la importancia de la pérdida de peso en el tratamiento de esta enfermedad. Otro factor que dispone a la resistencia a la insulina es la falta de ejercicio físico. La actividad muscular es muy importante para que la insulina actúe bien en este tejido. Por eso, otro de los pilares fundamentales del tratamiento de este tipo de diabetes es el ejercicio.

La predisposición genética supone entre un 40 y un 80 por ciento de la susceptibilidad para la diabetes tipo 2. Parece que la asociación de diversas variantes de genes predispone a este tipo de diabetes. Se trata de una herencia tipo poligénico (muchos genes) y se barajan múltiples genes que están implicados en la acción de la insulina y en su secreción. La diabetes tipo 2 es altamente concordante en gemelos monocigotos (60-90 por ciento) y menor en gemelos no idénticos (17-37 por ciento). En los últimos años está adquiriendo mucho peso la hipótesis de los genes de ahorro que pueden explicar el aumento en la prevalencia de enfermedades metabólicas, como la diabetes tipo 2. Esta hipótesis se basa en que el ser humano durante su evolución a lo largo de la historia se ha tenido que enfrentar a periodos de disminución de su almacén de energía corporal debido a la escasez de alimentos. Aquellos individuos con una dotación genética favorable para almacenar energía en forma de grasa han ido sobreviviendo. Estos genes ahorradores conforman un fenotipo de resistencia a la insulina. La sociedad moderna ha evolucionado a un estilo de vida urbano con abundancia de alimento y poca actividad física, así que los sujetos con el fenotipo de resistencia a la insulina están predispuestos a desarrollar diabetes tipo 2.

Si la herencia es importante, también lo son la obesidad y el sedentarismo, como decíamos previamente. Centrándonos en la obesidad, es importante recalcar que esta condición favorece no sólo la diabetes tipo 2, sino también el desarrollo de otras enfermedades metabólicas y no metabólicas, como la dislipemia y la hipertensión arterial. Todas ellas, diabetes, obesidad, dislipemia e hipertensión arterial, favorecen el desarrollo de ateroesclerosis (formación de placas de ateroma en la pared arterial), que condiciona la aparición de la enfermedad vascular a todos los niveles del organismo y resalta la enfermedad de las arterias coronarias, las arterias de las extremidades inferiores y las del cerebro.

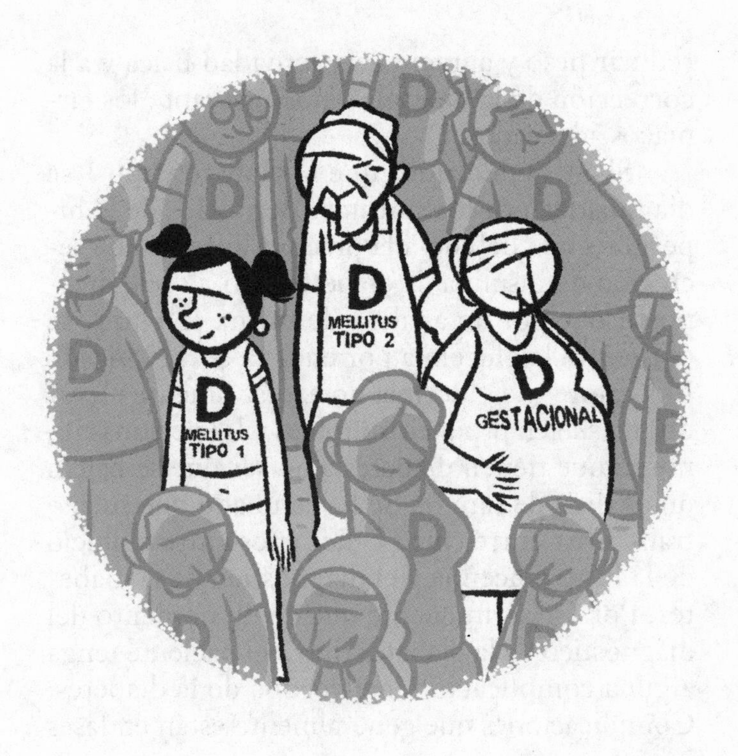

Uno de los fenómenos que estamos viendo en los últimos años es la aparición de diabetes tipo 2 en personas jóvenes, incluso en adolescentes. Esta situación se relaciona con la obesidad y el sedentarismo en nuestra sociedad. Este cambio a diabetes de aparición más precoz requiere de un abordaje de la enfermedad en los ámbitos sociocultural y sanitario. El planteamiento terapéutico debe ser enérgico, encaminado a la modificación de hábitos de estilo de vida para conseguir reducir peso y aumentar la actividad física y a la corrección de la hiperglucemia mediante los fármacos adecuados.

Si antes decíamos que la diabetes tipo 1 se diagnostica por los síntomas derivados de la hiperglucemia debido a la práctica ausencia de secreción de insulina, la diabetes tipo 2 suele diagnosticarse por un análisis de rutina en el que se encuentra la glucemia por encima de 125 mg/dl. Los valores de glucemia no excesivamente elevados no suelen producir síntomas y las personas ignoran que tienen diabetes a no ser que se hagan un análisis de sangre. Se ha estimado que suelen transcurrir entre cinco y diez años entre el inicio de la hiperglucemia y el diagnóstico de la diabetes. Por eso es frecuente que en el momento del diagnóstico de la diabetes tipo 2 el paciente tenga alguna complicación inadvertida de la diabetes. Complicaciones que generalmente están en fases iniciales, pero que por desgracia a veces están ya avanzadas. En el estudio inglés de prevención de complicaciones de la diabetes tipo 2 (UKPDS) se observó que en el momento del diagnóstico de diabetes tipo 2 el 50 por ciento de los pacientes tenía ya algún tipo de complicación relacionada con la diabetes. De ahí la importancia del diagnóstico precoz de la enfermedad para poner las medidas terapéuticas adecuadas.

Toda la población debería realizarse controles analíticos en sangre y en ayunas a partir de los 45 años. Pero esta indicación se hace más necesaria cuando existe algún condicionante que haga más probable que una persona tenga diabetes. En este caso el análisis debe adelantarse a edades más tempranas.

DIABETES GESTACIONAL

Vamos a ilustrar un caso de diabetes gestacional que puede ser el siguiente:

María está feliz. Se casó hace dos años, tiene 34 años y está esperando su primer hijo. Los primeros meses de gestación los ha llevado bastante bien, aunque con algunas náuseas, algo más cansada y mucho sueño. Está comiendo mucho y ha ganado 10 kg en seis meses. No le preocupa demasiado, pues ya antes del embarazo estaba algo gordita. Su ginecóloga le hace los análisis rutinarios y también le ha pedido una prueba de diabetes. Ha tenido que beber un líquido con azúcar y una hora después le han hecho un análisis. El resultado de esta prueba no es normal: le ha dado 180 mg/dl de glucemia. La ginecóloga le ha pedido una prueba de diabetes más larga, de tres horas, con el doble de azúcar. María está preocupada. En este análisis los resultados tampoco han sido normales y tiene que ir al endocrinólogo. Está nerviosa: ¿qué le va a pasar a mi bebé?, ¿qué me va a pasar a mí? El endocrinólogo le explica que tiene una diabetes gestacional y que es muy importante que siga unas normas dietéticas. Debe realizarse controles de glucosa en ayunas y dos horas después de todas las comidas. También le explica que con el buen control de su diabetes su bebé nacerá con un peso adecuado y no tienen que producirse complicaciones. La cita para la semana siguiente para comprobar su control glucémico.

Este tipo de diabetes es la que aparece durante la gestación en mujeres embarazadas. Su diagnóstico se basa en los niveles plasmáticos de glucosa en ayunas o tras una sobrecarga oral de glucosa (curva de glucemia). Es un tipo de diabetes bastante frecuente: entre un 5 y un 15 por ciento de gestantes. Su importancia radica en dos hechos; por un lado, los recién nacidos pueden ser muy grandes (más de 4 kg) y, por otro, confieren mayor grado de probabilidad de diabetes tipo 2 a la madre. Dada la frecuencia de la diabetes gestacional, se han establecido unas guías de práctica clínica que recomiendan realizar a todas las mujeres embarazadas un chequeo de diabetes mediante una prueba corta de sobrecarga oral de glucosa en la semana 22-25 del embarazo. Se denomina test de O'Sullivan y consiste en beber 50 gramos de glucosa diluido en agua y extraer una muestra de sangre a los 60 minutos para analizar la glucosa. Lo normal es tener un valor de glucosa menor de 140 mg/dl. Si se tiene un valor superior, se procede a la realización de una sobrecarga oral de 100 gramos de glucosa y se extrae sangre a la hora, a las dos horas y a las tres horas. Los valores normales de glucemia durante la prueba se muestran en la tabla 3. Cuando dos o más valores exceden la normalidad, se diagnostica diabetes gestacional.

Tabla 3. Diagnóstico de diabetes mellitus gestacional. Glucemias durante una sobrecarga oral de glucosa con 100 gramos de glucosa	
Ayunas	95 mg/dl
1 hora	180 mg/dl
2 horas	155 mg/dl
3 horas	140 mg/dl
Si dos o más valores son iguales o superiores, se diagnostica diabetes mellitus gestacional.	

Los recién nacidos grandes lo son debido a una mayor cantidad de tejido adiposo. El tamaño del bebé puede producir dificultad en el parto y requerir en ocasiones cesárea. Además, aunque son recién nacidos grandes, pueden tener inmadurez de ciertos órganos, como los pulmones y el hígado. Algunas complicaciones que pueden tener estos niños al nacer son la hipoglucemia, la hipocalcemia, la ictericia o una dificultad respiratoria.

La mujer con diabetes gestacional tiene un mayor riesgo de ser diabética en el futuro. Por esa razón se aconseja que realicen un seguimiento cada uno o dos años mediante una sobrecarga oral de glucosa.

El tratamiento de la diabetes gestacional se basa en medidas dietéticas para controlar la glucemia mediante la exclusión de hidratos de carbono de rápida absorción y evitar la ganancia excesiva de peso. Si estas medidas no son suficientes, se utiliza el tratamiento con insulina subcutánea.

Habitualmente la glucemia se normaliza tras el parto. Pero en ocasiones persiste la hiperglucemia. Cuando esto sucede, hay que pensar en que la mujer tiene una diabetes tipo 2 o tipo 1 que se ha iniciado o se ha puesto de manifiesto durante la gestación. Por eso es muy importante comprobar los niveles de glucemia tras el parto tanto en ayunas como tras las comidas.

ESTADOS PREDIABÉTICOS

Los estados prediabéticos se definen por los niveles de glucosa en plasma en ayunas o tras la ingestión de glucosa (lo que comúnmente se llama curva de glucosa). En ayunas la glucemia debe ser inferior a 100 mg/dl (entre 60 y 100 mg/dl). Cuando la glucemia está entre 100 y 126 mg/dl, el individuo tiene lo que se denomina glucosa alterada en ayunas. Cuando la glucemia en ayunas es igual o superior a 126 mg/dl, tiene diabetes. Tras la ingestión de 75 gramos de glucosa se produce una elevación de los niveles de glucosa en la sangre que se considera normal hasta un valor de 140 mg/dl a las dos horas. Cuando este valor es mayor o igual a 200 mg/dl, el individuo tiene diabetes y, cuando la glucemia está entre 140 y 200, el individuo tiene intolerancia a la glucosa.

Los estados de glucemia alterada en ayunas y de intolerancia a la glucosa predisponen a tener diabetes. Se estima que el paso a diabetes se encuentra entre un 5 y un 10 por ciento al año. El riesgo de ser diabéticos es mucho mayor que el de las personas con glucemia normal. Estos estados también predisponen a presentar mayores problemas cardiovasculares. Estas situaciones intermedias entre la normalidad y la diabetes son reversibles. Mediante intervenciones dietéticas, actividad física y ciertos fármacos se puede evitar el paso a la diabetes e incluso la regresión a una situación de glucemia normal.

Los estados prediabéticos suelen incidir en personas con sobrepeso u obesidad y que realizan poca actividad física. Son más frecuentes según avanza la edad, cuando hay antecedentes familiares de diabetes, cuando existen alteraciones en el metabolismo de los lípidos, como aumento de los niveles de triglicéridos en el plasma, en mujeres que han tenido diabetes gestacional, en mujeres que tienen el síndrome de ovarios poliquísticos y en las personas con antecedentes familiares de enfermedades cardiovasculares.

Hasta el momento actual las medidas más eficaces para prevenir el paso de estos estados prediabéticos a diabetes son las medidas dietéticas y el ejercicio físico. La reducción discreta de peso mediante una alimentación saludable, disminuyendo las grasas saturadas y los hidratos de carbono de rápida absorción, como la glucosa, y el incremento de la actividad física mediante al menos treinta minutos diarios de caminar a paso ligero pueden ser suficientes para producir una reducción de hasta un 60 por ciento del paso de la intolerancia a la glucosa a la diabetes. Además, estas medidas de pequeños cambios en el estilo de vida son también muy eficaces para mejorar otros perfiles de riesgo cardiovascular y metabólico, como son la hipercolesterolemia, la hipertrigliceridemia y la hipertensión arterial.

OTROS TIPOS DE DIABETES

La diabetes puede aparecer en multitud de circunstancias. Algunas desaparecen al eliminar la causa que las origina y otras no se curan porque la causa es permanente.

Algunas causas de diabetes se relacionan con la toma de determinados fármacos. Entre ellos se encuentran los corticoides. Estos fármacos se utilizan mucho en enfermedades de tipo inflamatorio, en el asma, en ciertas alergias y en procesos en el que el sistema inmunológico deba ser frenado. Es posible que las personas que desarrollan hiperglucemia cuando toman corticoides tengan una base de diabetes que se pone de manifiesto al tomar el fármaco. Es importante recalcar aquí que, dado que los corticoides originan resistencia a la acción de la insulina, las personas con diabetes reconocida deben extremar sus cuidados y controlar más estrechamente la glucemia, ya que su diabetes se puede descompensar.

Otras causas de diabetes secundaria se deben a enfermedades endocrinológicas que condicionan mayor resistencia a la insulina o por otros mecanismos que tienden a aumentar la glucemia. Entre ellas están los excesos de la hormona de crecimiento, de corticoides y de catecolaminas. Una vez curado el proceso endocrinológico se normaliza la glucemia a no ser que el individuo padezca también diabetes.

Algunas enfermedades pancreáticas, como la pancreatitis aguda, crónica y tras la cirugía del páncreas, pueden causar diabetes. Esto se debe a que se eliminan o se dañan las células productoras de insulina que están en este órgano.

En los últimos años se ha identificado un grupo de enfermedades cuya base es la mutación de genes que originan diabetes y que se heredan de generación en generación a través de una rama de la familia. Es lo que se llama herencia autosómica dominante. Son las diabetes MODY (Maturity Onset Diabetes of the Young) que aparecen en edades jóvenes y que en su comienzo no suelen requerir tratamiento con insulina. Se han identificado varios tipos de diabetes MODY. Cada una de ellas corresponde a la mutación de un gen distinto. Son diabetes de herencia monogénica a diferencia de la herencia poligénica de la diabetes tipo 2. La prevalencia de este tipo de diabetes MODY se establece en un 5 por ciento de todas las diabetes. Su identificación permite el diagnóstico precoz de otros miembros de la familia.

Capítulo IV

La genética y la diabetes

La diabetes tipo 1 es una enfermedad autoinmune de base genética. Se produce por destrucción de la célula beta pancreática productora de insulina por parte de las células inmunitarias del propio organismo. Es decir, que se desarrolla en personas genéticamente predispuestas y a las que algún factor ambiental conduce finalmente a la aparición de la enfermedad. En concreto, en la diabetes tipo 1 se ha asociado la susceptibilidad genética (o, por el contrario, la protección genética) a distintos marcadores genéticos codificados por el gen HLA-DQ.

Una inquietud que surge siempre es qué posibilidades tiene un diabético tipo 1 de que su descendencia también la padezca. Los estudios de agregación familiar a escala mundial han permitido saber que si el riesgo de tener un hijo diabético en la población general es del 0,5 por ciento, si uno de los padres es diabético ese riesgo es del 10 por ciento, es decir, unas 20 veces superior a la población general, pero aun así es un riesgo bajo.

Y si son diabéticos los dos progenitores, el riesgo se eleva. Pero lo curioso es que el riesgo es más alto si el diabético es el padre que si lo es la madre.

En cuanto a la diabetes tipo 2, en la que inicialmente no hay destrucción de la célula beta pancreática, sino una resistencia de los tejidos a la

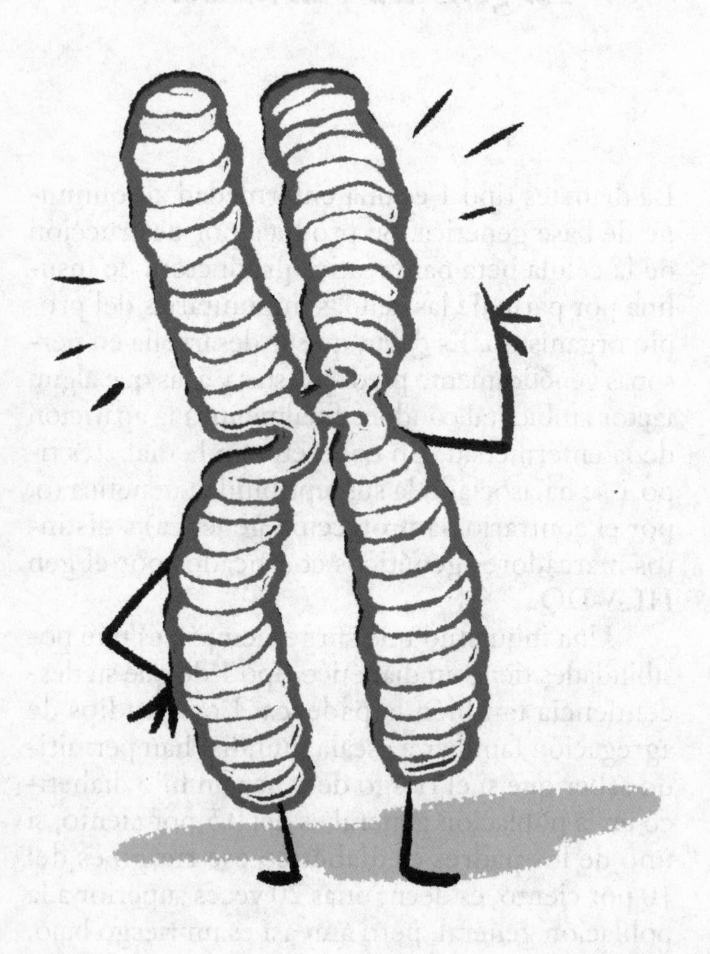

acción de la insulina, los factores ambientales desempeñan un papel decisivo. El sedentarismo, la edad avanzada, la dieta hipercalórica y rica en grasa saturada y azúcares solubles, la obesidad central..., que cada vez afectan a capas más jóvenes de la población, incrementan notablemente el riesgo de desarrollar insulinorresistencia y finalmente diabetes tipo 2 en individuos predispuestos. Los cambios en el estilo de vida y el envejecimiento de la población en todo el mundo están detrás del espectacular incremento de la prevalencia de esta enfermedad a nivel mundial que pasará, según estimaciones de la OMS, de 100 millones de afectados en 1994 a 215 millones en el año 2010. Pero la susceptibilidad a esos factores ambientales tiene una fuerte base genética, aunque se desconoce prácticamente todo sobre qué genes están vinculados a este tipo de diabetes y cuál es el tipo de herencia implicada, pero la probabilidad de desarrollar diabetes tipo 2 a lo largo de la vida si uno de los progenitores la padece es muy alta.

Un caso curioso de implicación genética lo constituyen los diferentes subtipos de diabetes llamada MODY (Maturity Onset Diabetes of the Young), de la que existen cinco tipos principales y en los que se ha identificado con claridad el defecto genético. Un tipo de diabetes, generalmente de curso difícil, se asocia con daño de los genes mitocondriales. Además, hay muchas enfermedades o síndromes genéticos que se asocian con insulinorresistencia y/o diabetes (Leprechaunismo, Prader Willi, etcétera).

Capítulo V

Cómo prevenir la diabetes: estilos de vida y fármacos

Más vale prevenir que curar. Este aforismo es particularmente importante en la diabetes más frecuente con diferencia: la diabetes tipo 2, cuya aparición, muy vinculada a factores ambientales, puede prevenirse o retrasarse. La diabetes tipo 1 no se puede prevenir por el momento de forma eficaz, aunque existen fundadas esperanzas de que sea posible en un futuro no lejano.

La condición no genética que más predispone a la insulinorresistencia y, por tanto, a la aparición de diabetes tipo 2 es el acúmulo anormal de grasa en la región abdominal y, especialmente, alrededor de las vísceras. Es lo que se llama obesidad central y que puede diagnosticarse por una simple medición del perímetro de cintura.

Medición del perímetro de cintura

Para determinar la obesidad abdominal se recurre a la medición del perímetro de cintura, que se mide al nivel del borde superior de la cresta iliaca (cadera).

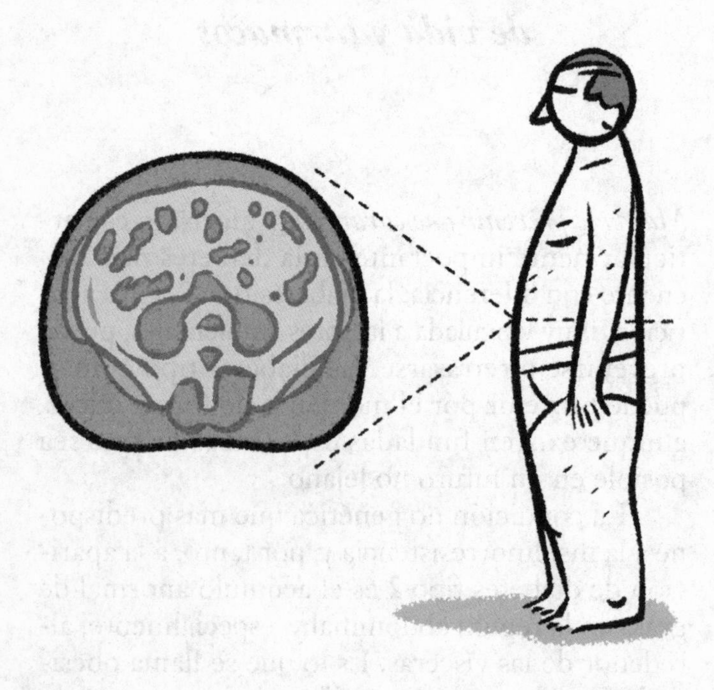

Puntos de corte de riesgo del perímetro de cintura:
> 94 cm en hombres
> 80 cm en mujeres

Grasa abdominal

La grasa abdominal, y específicamente la visceral, es la que condiciona la insulinorresistencia y el riesgo de desarrollar diabetes.

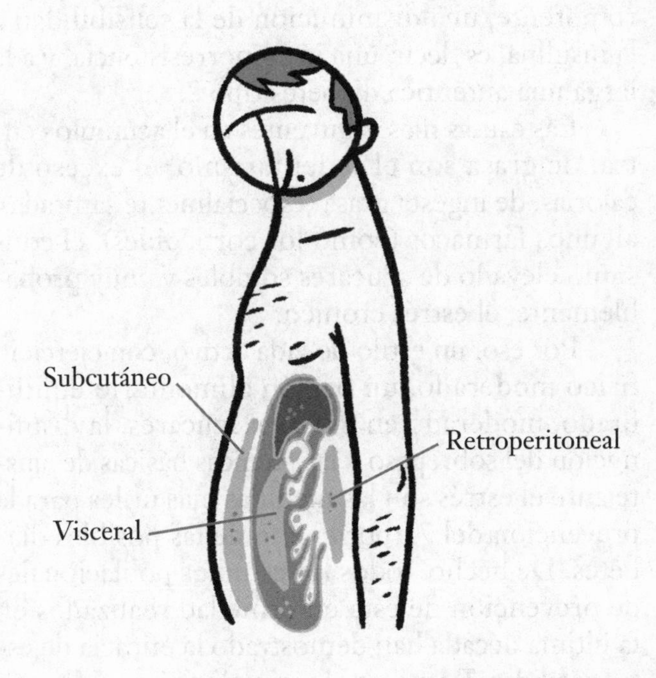

Ese tipo de grasa tiene un comportamiento metabólico muy diferente a la grasa subcutánea que se acumula en otras regiones del cuerpo; libera constantemente ácidos grasos que llegan al hígado y produce una cierta *intoxicación* del mismo con aumento de la síntesis de lípidos (sobre todo triglicéridos) y una disminución del aclaramiento de la insulina, por lo que ésta se acumula en sangre (hiperinsulinismo). El exceso en sangre de la insulina junto con la llegada de más ácidos grasos al músculo causan, de manera compleja pero potente, una disminución de la sensibilidad a la insulina, es decir, una insulinorresistencia, y a la larga una auténtica diabetes tipo 2.

Las causas más influyentes en el acúmulo central de grasa son el sedentarismo, el exceso de calorías, de ingesta grasa (especialmente saturada), algunos fármacos (como los corticoides), el consumo elevado de azúcares solubles y, muy probablemente, el estrés crónico.

Por eso, un estilo de vida activo, con ejercicio físico moderado, un patrón alimentario equilibrado, moderado en grasas y azúcares, la disminución del sobrepeso y las técnicas básicas de ajuste ante el estrés son las medidas más útiles para la prevención del 75 por ciento de las posibles diabetes. De hecho, todos los estudios poblacionales de prevención de esta enfermedad realizados en la última década han demostrado la eficacia de estas medidas. Respecto al ejercicio físico, se da una relación inversa entre el mismo y el riesgo de desarrollar diabetes. De hecho, la prevalencia de diabetes es menor en atletas respecto a la población general.

Pero hay una parte de la población en la que todavía es más eficaz la prevención: aquella con riesgo de padecerla (véase tabla 4).

Tabla 4. Población con riesgo de padecer diabetes mellitus y a la que se debe hacer pruebas de diabetes en adultos

1. Todos los individuos con 45 años o más, en especial si tienen un índice de masa corporal mayor de 25 kg/m. Si él índice de masa corporal es nomal, hay que repetir a intervalos de tres años.
2. Se debe considerar hacer pruebas a edades inferiores o con mayor frecuencia en personas con sobrepeso que, además, tienen factores de riesgo adicionales como:
   - Habitualmente no hacen ejercicio.
   - Tienen un familiar de primer grado diabético.
   - Pertenecen a una población étnica de alto riesgo.
   - Han dado a luz a un niño de más de 4,5 kg o se les ha diagnosticado diabetes mellitus gestacional.
   - Tienen hipertensión arterial (140/90 mm/Hg).
   - Tienen colesterol HDL igual o menor de 35 mg/dl o triglicéridos igual o mayor de 250 mg/dl.
   - Tienen ovarios poliquísticos.
   - En análisis anteriores se detectaron intolerancia a la glucosa o glucosa alterada en ayunas.
   - Tienen historia de enfermedad vascular.

Capítulo VI

Complicaciones metabólicas de la diabetes

Las personas con diabetes pueden tener descompensaciones de la glucemia de forma más o menos aguda que requieren ser tratadas de forma intensiva por la gravedad que conllevan. Las complicaciones agudas pueden darse por hiperglucemia (cetoacidosis diabética e hiperglucemia hiperosmolar) o por hipoglucemia.

Complicaciones hiperglucémicas

Se distinguen dos tipos diferentes de complicaciones agudas, una que se puede dar en los diabéticos tipo 1, llamada *cetoacidosis diabética*, y otra que se puede dar en los diabéticos tipo 2, llamada *hiperglucemia hiperosmolar*.

Las dos situaciones pueden conducir al coma y ambas revisten gravedad. Aunque cada uno de estos cuadros tiene sus características especiales, a veces se pueden entremezclar y en el diabético tipo 1 puede producirse la cetoacidosis con componente hiperosmolar y viceversa, en el diabético tipo 2 se puede dar la hiperglucemia hiperosmolar con un cierto grado de cetoacidosis. En la tabla 5 se indican los principales síntomas de las descompensaciones hiperglucémicas y en la tabla 6 se dan los consejos para prevenir este tipo de descompensaciones.

Tabla 5. Principales síntomas de las descompensaciones hiperglucémicas

Cetoacidosis diabética	Hiperglucemia hiperosmolar
Orina abundante	Orina abundante
Sed intensa	Sed intensa
Sequedad de piel y de boca	Sequedad de piel y boca
Respiración agitada	Confusión
Náuseas, vómitos	Bajo nivel de conciencia
Aliento con olor a manzana	Coma

Tabla 6. Consejos para prevenir las descompensaciones hiperglucémicas cuando la glucemia aumenta por encima de 250 mg/dl o tiene un proceso intercurrente

Si tiene diabetes tipo 1	Si tiene diabetes tipo 2
No deje de ponerse la insulina	No deje de tomar la medicación
Haga controles de glucemia cada una o dos horas	Haga controles de glucemia frecuentes
Beba abundantes líquidos sin azúcar	Beba abundantes líquidos sin azúcar
No coma hasta que baje la glucemia	No coma hasta que baje la glucemia
Mida los cuerpos cetónicos en orina	Si la glucemia no desciende, acuda a un servicio de urgencias
Si aparecen náuseas o vómitos, acuda a un servicio de urgencias	
Ante cualquier duda consulte con su médico	Ante cualquier duda consulte con su médico

Cetoacidosis diabética

Esta situación se puede producir cuando una persona con diabetes tipo 1 no se administra la suficiente cantidad de insulina necesaria para cubrir sus necesidades metabólicas. Los síntomas de este cuadro clínico suelen desarrollarse de forma bastante rápida, en ocasiones en pocas horas.

Las causas más comunes que pueden provocar la cetoacidosis diabética son las infecciones de cualquier tipo, desde una infección viral, como la gripe, a cualquier infección bacteriana, como pielonefritis, gastroenteritis, neumonía, etcétera. Ante una infección las personas nos defendemos mediante una serie de mecanismos internos, algunos de los cuales aumentan los niveles de glucemia. En condiciones de «no diabetes» compensamos esa tendencia a la hiperglucemia incrementando la secreción de insulina. Las personas con diabetes tipo 1 no pueden secretarla y deben aumentar las dosis de la insulina que se administran.

Además de las infecciones, existen otras muchas situaciones de enfermedad o situaciones que requieren cirugía, como politraumatismos, que ocasionan una mayor demanda de insulina que el sujeto no diabético es capaz de secretar y que el diabético tipo 1 debe suplir administrándose insulina.

En las situaciones antes comentadas, si el paciente con diabetes tipo 1 no se administra las dosis de insulina necesarias para compensar la hiperglucemia que se está produciendo, se desencadena una serie de acontecimientos que favorece la liberación de sustancias ácidas hacia la sangre. Estas sustancias son los ácidos grasos procedentes del tejido graso. Los ácidos grasos circulan por la sangre en condiciones normales y cuando aumentan son utilizados por el hígado, que los convierte en triglicéridos que se van a depositar en el tejido graso, y así se cierra el círculo. Pero, si hay demasiado excedente de ácidos grasos, el hígado los convierte en cuerpos cetónicos, que van siendo eliminados por la orina hasta un cierto punto en que empiezan a acumularse en la sangre. Los cuerpos cetónicos son sustancias ácidas cuyo aumento en la sangre va a ser responsable de la cetoacidosis de esta complicación aguda de la diabetes tipo 1.

Otra característica de la cetoacidosis diabética es la deshidratación. Ello se debe a que la glucemia elevada de forma persistente en la sangre es eliminada por la orina, lo que se llama glucosuria. La eliminación de glucosa por la orina arrastra eliminación de agua, es decir, se orina mucho (poliuria). Se estima que en el transcurso de una descompensación cetoacidótica se puede perder un 10 por ciento de peso por deshidratación (más de cinco litros de agua). La deshidratación se intenta compensar bebiendo más líquido (polidipsia). La ingestión de agua puede compensar la excesiva pérdida de líquidos por la orina mientras no se establezca una situación de malestar general con náuseas y vómitos, que empiezan a aparecer en presencia de acidosis. Por tanto, un síntoma de alarma en el diabético tipo 1 es el comienzo de las náuseas y los vómitos, que van a impedir la hidratación.

Otra característica de la cetoacidosis diabética es la respiración agitada. Se trata de un mecanismo de compensación frente a la acidosis. Es una respiración superficial y rápida y el aliento tiene olor a manzana debido a la eliminación de acetona.

Si bien la mayoría de los casos de descompensación cetoacidótica en el diabético tipo 1 se desencadenan por enfermedades intercurrentes (un 50 por ciento aproximadamente), algunos casos se deben a la omisión involuntaria y a veces voluntaria de la inyección de insulina. Ante la duda de si se ha puesto la insulina, la medida más apropiada es el chequeo horario de los niveles de glucosa capilar y administrar la insulina subcutánea si la glucemia va subiendo. Algunas veces la diabetes tipo 1 se inicia con un cuadro de cetoacidosis diabética. Esto puede suceder cuando no se realiza el diagnóstico de diabetes a tiempo.

Hoy día se puede prevenir el desarrollo de la cetoacidosis diabética mediante el control de la glucemia capilar y la determinación de cuerpos cetónicos en sangre o en orina. Ante una enfermedad el paciente con diabetes tipo 1 debe extremar el autocontrol y administrarse dosis adicionales de insulina de acción rápida cada hora o cada dos horas en función de la glucemia. Es fundamental aumentar la ingestión de agua y seguir una dieta blanda (sopa, puré ligero, pescado hervido, compota no azucarada, etcétera). Medir los cuerpos cetónicos en orina o en sangre es muy importante, ya que, si son positivos, los cuidados deben aumentarse. Se debe evitar el ejercicio hasta que éstos sean negativos. En el caso de que aparezcan náuseas o vómitos deben acudir siempre a un servicio médico de urgencias.

Cuando la cetoacidosis está establecida, el tratamiento debe realizarse en un servicio de urgencias, ya que es necesario realizar análisis frecuentes y administrarse sueros e insulina por vía intravenosa. La duración del tratamiento intravenoso depende del grado de acidosis y de descompensación y suele durar de uno a tres días. Posteriormente se sigue una alimentación líquida y dosis frecuentes de insulina subcutánea.

La aparición del coma es afortunadamente poco frecuente, pero, cuando la acidosis es grave y la deshidratación es intensa, se puede producir un estado de conciencia baja con confusión y poca reacción a estímulos. Esta situación mejora en pocas horas con el tratamiento de sueros e insulina intravenosa.

La mortalidad debida a la cetoacidosis diabética ha disminuido de forma drástica y podemos decir que en nuestro medio es prácticamente nula.

Descompensación hiperglucémica hiperosmolar

Esta complicación de la diabetes se puede producir en pacientes con diabetes tipo 2 en cualquier momento de la evolución de su enfermedad aunque es más frecuente en personas mayores. Se desencadena por enfermedades que pueden ser poco transcendentes, como una infección de orina, o muy graves, como un infarto de miocardio.

La hiperglucemia hiperosmolar se caracteriza porque los niveles de glucosa en sangre son muy elevados, superiores a 600 mg/dl. Esos niveles tan altos de glucosa producen una pérdida de agua por la orina que lleva a una deshidratación muy intensa. La hiperglucemia, por un lado, y la deshidratación, por otro, producen una densidad de la sangre muy elevada que se denomina hiperosmolaridad. Todo ello origina una situación de bajo nivel de conciencia, desorientación, estupor y coma. El desarrollo de esta complicación metabólica suele ser más lenta que el de la cetoacidosis diabética a lo largo de los días. Un factor que contribuye en gran medida es la no compensación de la diuresis tan importante que se da con la ingestión de suficiente cantidad de agua. Esto puede suceder en pacientes dependientes de terceras personas que no atienden con eficacia las necesidades del paciente. A veces incluso la hiperglucemia de algunos pacientes se debe en gran medida a la ingestión de bebidas azucaradas para aplacar la sed. Esto último puede suceder en personas que tienen un estado prediabético o una diabetes tipo 2 no diagnosticada y desconocen la importancia de la ingestión de azúcar para el control de su diabetes. En otras ocasiones el paciente diabético desconoce la composición de las bebidas refrescantes que está tomando.

El tratamiento debe realizarse en un servicio de urgencias con la administración de sueros e insulina intravenosa hasta que la situación metabólica se estabilice. La gravedad de este cuadro viene dado por la gravedad de la enfermedad que lo desencadena. La mortalidad es alta, hasta un 5 por ciento debido a los problemas vasculares a nivel cerebral o cardiaco que tenga el paciente.

Una vez controlada la descompensación hiperglucémica hiperosmolar el paciente puede seguir con tratamiento dietético, antidiabéticos orales o requerir insulina.

Al igual que la cetoacidosis diabética, esta descompensación puede prevenirse realizando controles de glucemia capilar y aumentando la ingestión de agua. Cuando un paciente con diabetes tipo 2 comienza a sentir mucha sed, orina abundantemente y las cifras de glucemia aumentan por encima de 250 mg/dl, debe consultar inmediatamente a su médico para aclarar la causa que ha desencadenado la situación e iniciar el tratamiento corrector de la hiperglucemia, que en muchos casos va a ser la insulina.

LA HIPOGLUCEMIA

La hipoglucemia es lo opuesto a la hiperglucemia; por tanto, la disminución de los niveles de glucosa en la sangre. En ayunas la glucemia debe estar entre 60 y 100 mg/dl. Cuando comemos, aumenta en los primeros sesenta minutos y luego desciende a valores iguales a los que tenemos antes de comer. Se considera hipoglucemia a los valores menores de 60 mg/dl. En ausencia de diabetes es muy raro presentar hipoglucemia aunque algunas

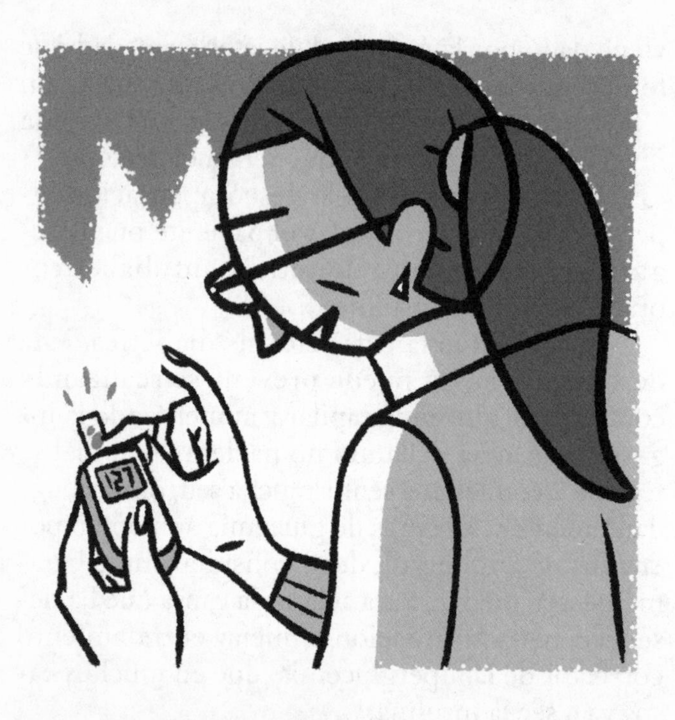

personas, jóvenes y delgadas en general, pueden tener glucemias menores de 60 mg/dl entre dos y cuatro horas después de haber comido. Es lo que se denomina hipoglucemia reactiva y no tiene trascendencia clínica salvo por las molestias que ocasiona y que se tratan con comidas frecuentes, ligeras y con pocos hidratos de carbono de rápida absorción.

En las personas con diabetes las hipoglucemias revisten más importancia por las molestias que ocasionan y también por que si son muy frecuentes pueden llegar a pasar casi inadvertidas y ocasionar pérdida de conciencia y coma.

Causas de hipoglucemia

La administración de insulina es la causa más frecuente de hipoglucemia. De hecho, todos los pacientes que se tratan con insulina experimentan hipoglucemias a lo largo de su vida. La siguiente causa de hipoglucemia es los fármacos orales antidiabéticos de la clase sulfonilureas y glinidas. Estos fármacos reducen la hiperglucemia y estimulan la secreción de insulina.

Las hipoglucemias se producen cuando hay un desajuste entre la cantidad de insulina y la disponibilidad de glucosa en el organismo. Por tanto, la no adecuación de la dosis de insulina o de los fármacos que estimulan la secreción de insulina con la ingestión de hidratos de carbono o con el consumo de la glucosa por el organismo puede producir hipoglucemia. Las causas más frecuentes de hipoglucemia son: la administración de un exceso de insulina en relación a los carbohidratos que se ingieren o en relación a un mayor consumo de glucosa por los músculos tras el ejercicio físico, y la ingestión de alcohol sin asociarlo a ingesta de carbohidratos.

La hipoglucemia por exceso de insulina en relación con la ingestión de carbohidratos suele aparecer en el momento en que la insulina administrada tiene su mayor efecto. Como veremos en el capítulo del tratamiento insulínico, no todas las insulinas tiene el mismo perfil de acción. Es muy importante que el paciente conozca el tipo de insulina que se pone y sepa cuándo empieza su acción, cuándo tiene su máximo efecto y cuánto dura. La hipoglucemia relacionada con el ejercicio físico puede aparecer horas después de realizarlo. Por eso es necesario realizar controles de glucemia antes y después de hacer ejercicio y ver si tienden a bajar para evitar la hipoglucemia mediante la ingestión de suplementos de hidratos de carbono. La hipoglucemia relacionada con el alcohol suele aparecer varias horas después de tomarlo y puede llegar a ser muy grave. Es peligroso no comer y tomar alcohol cuando un paciente se pone insulina o toma fármacos que estimulan la secreción de insulina. Las causas de hipoglucemia se recogen en la tabla 7.

Tabla 7. Factores de riesgo de hipoglucemia en los pacientes con diabetes tipo 1	
Exceso absoluto o relativo de insulina	Contrarregulación comprometida
Insulina: dosis, momento y tipo	Historia de hipoglucemia grave
Comidas y suplementos	Hipoglucemia asintomática
Ejercicio	Terapia intensiva
Interacción drogas-alcohol	Hipoglucemia reciente
Sensibilidad a la insulina	Betabloqueantes
Aclaramiento insulina (IR)	Neuropatía autonómica

Síntomas de hipoglucemia

Los síntomas de la hipoglucemia, indicados en la tabla 8, varían de unas personas a otras e incluso en la misma persona pueden variar con el paso del tiempo. Cuando la glucemia desciende por debajo de 60 mg/dl, suelen aparecer los síntomas de alarma en relación con un aumento de la actividad del sistema nervioso simpático y parasimpático. Estos síntomas son: nerviosismo, sudoración, temblor y hambre. Cuando la glucemia desciende por debajo de 45 mg/dl, aparecen síntomas de disminución de las funciones del sistema nervioso central, como visión borrosa, visión doble, dificultad para prestar atención, confusión, dolor de cabeza, conducta extraña, pérdida de conocimiento, convulsiones y coma.

Tabla 8. Síntomas de la hipoglucemia

Síntomas de alarma (glucosa 80-50 mg/dl)	Síntomas debidos a la disminución de la glucosa en el cerebro (glucosa menor de 50 mg/dl)	
Nerviosismo	Visión borrosa	Conducta extraña
Palpitaciones	Dolor de cabeza	Pérdida conocimiento
Ansiedad	Dificultad para concentrarse	Coma
Sudoración	Lentitud de reacciones	Disminución de la conciencia
Temblor		
Hambre		

Los síntomas debidos a la afectación del sistema nervioso central se llaman neuroglicopénicos. Esto significa que el cerebro se está encontrando ante una deficiencia de glucosa. El cerebro depende de la glucosa para mantener sus funciones, ya que es su nutriente por excelencia. Cuando un individuo está en ayunas durante días y, por tanto, su glucemia se mantiene en niveles bajos, el cerebro puede utilizar otras sustancias para mantener su metabolismo celular. Pero en condiciones de ingestión normal de alimentos el cerebro utiliza básicamente la glucosa como fuente de energía.

Según la intensidad de la hipoglucemia se distinguen aquellas que pueden manejarse por el propio paciente (no son, por tanto, graves) y las que requieren la intervención de otra persona porque el paciente no es capaz de resolverla por sí mismo debido al profundo grado de confusión o de pérdida de conciencia que tiene (son, por tanto, hipoglucemias graves).

Hipoglucemias inadvertidas

Cuando descienden los niveles de glucemia a valores próximos a 60 mg/dl, aparecen rápidamente los síntomas de alarma y el diabético actúa inmediatamente comiendo o bebiendo algo azucarado. Los síntomas desaparecen inmediatamente. Pero, si no se ingiere glucosa, los niveles de glucemia siguen disminuyendo y aparecen los síntomas de afectación del sistema nervioso central. Sin embargo, algunos pacientes sufren lo que se llama hipoglucemia no advertida y sólo presentan síntomas cuando la glucemia es menor de 50 o de 40 mg/dl. Estos pacientes no notan la bajada de la glucemia hasta que desciende a estos valores tan bajos. Esta situación puede aparecer en pacientes que tienen diabetes de larga evolución y presentan complicaciones crónicas de la diabetes que afectan al sistema nervioso simpático y parasimpático. Más frecuentemente las hipoglucemias inadvertidas pueden aparecer en pacientes que sufren hipoglucemias muy frecuentes, graves y no graves. Cuando un paciente tiene episodios frecuentes de hipoglucemia, empieza a desarrollar tolerancia a valores bajos de glucosa. Su cerebro se adapta a la glucemia baja. Deja de notar los síntomas de alarma o sólo de manera poco intensa, como cierta inquietud o nerviosismo, y sólo cuando su glucemia está por debajo de 50 o 40 mg/dl empiezan a tener confusión y disminución del grado de conciencia. Es una situación grave, ya que pueden sufrir pérdida de conciencia sin previo aviso.

Una situación bastante frecuente en personas diabéticas que se ponen insulina es la hipoglucemia nocturna. Esta hipoglucemia puede pasar inadvertida, pues el paciente suda más por la noche o tiene pesadillas o se levanta con dolor de cabeza. La forma de saber si tiene hipoglucemia nocturna es hacerse un control de glucemia durante la noche; por ejemplo, a las dos o a las tres de la madrugada. De este modo se puede conocer qué tendencia tiene la glucemia y tomar las medidas adecuadas como veremos más adelante.

Tratamiento de la hipoglucemia

El principal tratamiento de la hipoglucemia es la prevención. Y esto es posible con un adecuado conocimiento de los mecanismos que provocan la hipoglucemia indicados anteriormente. Un paciente que se administra insulina debe saber qué tipo de insulina se pone, las raciones de hidratos de carbono que toma, cómo abordar el ejercicio físico tomando las medidas necesarias para evitar la hipoglucemia y observar las causas que han provocado una hipoglucemia para evitarlas en lo sucesivo.

Cuando aparecen los síntomas de alarma de la hipoglucemia, es conveniente confirmarla mediante un control glucémico y corregirla inmediatamente tomando azúcar, de 10 a 20 gramos, y a continuación comer algún alimento rico en hidratos de carbono. Es aconsejable llevar terrones o sobres de azúcar que se disuelven rápidamente en la boca. También se puede recurrir a una bebida azucarada, ya sea refresco o zumo. Dependiendo del grado de hipoglucemia o de la causa que ha motivado que la glucemia no remonte de forma rápida, puede ser necesario tomar más cantidad de azúcar. Pero hay que evitar un exceso de azúcar, ya que se puede producir una subida posterior de la glucemia, en ocasiones muy importante. Es preferible tomar un tentempié, como un bocadillo pequeño, una vez que han desaparecido los síntomas de hipoglucemia. Cuando la hipoglucemia es grave, se debe administrar una dosis de glucagón por vía subcutánea o intramuscular. El glucagón es una hormona, al igual que la insulina, que tiene acciones opuestas a la insulina. El glucagón aumenta rápidamente los niveles de glucosa en la sangre. Esta acción se debe a que la glucosa que se almacena en el hígado, en una molécula que se denomina glucógeno, es liberada a la sangre inmediatamente después de la administración del glucagón. Todos los pacientes que se administran insulina y han sufrido alguna hipoglucemia grave deben tener glucagón a mano. Esta sustancia se dispensa en las farmacias, viene en jeringas ya cargadas y su uso es muy sencillo. Ha de guardarse en la nevera y fijarse en la fecha de caducidad para reponerlo a tiempo. Los familiares o las personas que viven con el paciente deben saber cómo administrarlo y hacerlo en el caso de una hipoglucemia grave. Cuando el paciente se recupere de la hipoglucemia, debe ingerir alimento que contenga hidratos de carbono, ya que el efecto del glucagón es transitorio.

Las hipoglucemias nocturnas se evitan tomando un suplemento de alimento antes de acostarse. Si esta medida no es suficiente, hay que modificar la pauta del tratamiento insulínico. En ocasiones basta con disminuir la dosis de insulina de antes de cenar, pero muchas veces hay que cambiar el tipo de insulina o la hora de administrarla.

Las personas diabéticas que tienen hipoglucemias inadvertidas deben extremar el cuidado de su diabetes. Esto significa que tienen que realizarse más controles de glucemia para evitar que descienda a valores por debajo de 80 mg/dl. En ocasiones necesitan cambiar las pautas de insulina, tomar un suplemento de alimento a media mañana, media tarde y al acostarse y adecuar el ejercicio físico al momento del día menos proclive a la hipoglucemia. Es muy importante que se controlen la glucemia si van a conducir o van a realizar una actividad física en solitario y deben evitar ingerir alcohol sobre todo si no comen. Es posible recuperar los síntomas de alarma de la hipoglucemia. Para ello se requiere que durante un periodo de tiempo que puede alcanzar varios meses no se sufran hipoglucemias. En la tabla 9 se recoge el tratamiento de las hipoglucemias.

Tabla 9. Tratamiento de la hipoglucemia
1. Tomar azúcar, 10-20 gramos, o glucosa. 2. Comer alimento sólido con hidratos de carbono. 3. Si la hipoglucemia es grave, administrar una ampolla subcutánea de glucagón y al recuperarse ingerir hidratos de carbono, primero azúcar y luego alimento sólido. 4. Prevenir la hipoglucemia: • Si toma alcohol, asócielo con la ingestión de hidratos de carbono.

- Si va a hacer ejercicio, disminuya la dosis de insulina y/o tome una o más raciones de hidratos de carbono cada hora de ejercicio según la intensidad.
- Si va a comer poco, disminuya la dosis de insulina.
- Si se ha puesto la insulina y no puede comer, beba líquidos que contengan azúcar y contrólese la glucemia con frecuencia.
- No realice ejercicio de riesgo si no está bien preparado y no ha recibido una educación diabetológica para ello.

5. Si tiene hipoglucemias no advertidas:
   - Extreme las precauciones indicadas en el apartado anterior.
   - Evite glucemias menores de 90-80 mg/dl.
   - Antes de acostarse mídase la glucemia y, si tiene menos de 130, tome algún suplemento con hidratos de carbono.

CAPÍTULO VII

Complicaciones crónicas de la diabetes

La hiperglucemia mantenida origina una serie de alteraciones que con el paso del tiempo pueden conducir a complicaciones específicas de la diabetes. Estas complicaciones se van desarrollando lentamente y tienen unas fases iniciales reversibles, pero, si siguen avanzando, se establece un daño estructural que no puede repararse aunque sí puede estabilizarse. Las principales complicaciones de la diabetes son la retinopatía diabética, la nefropatía diabética y la neuropatía diabética, aunque en este capítulo trataremos algunas otras.

RETINOPATÍA DIABÉTICA

Manuela tiene 54 años. Acaba de ser diagnosticada de diabetes tipo 2. Su médico le ha explicado qué es la diabetes y le ha dicho que tiene que hacerse un chequeo completo para saber cómo están entre otras cosas sus ojos. Ella le dice que ve muy bien, pues sólo necesita gafas para leer. Su médico le explica que la diabetes puede afectar a la retina y que la visión no suele disminuir a no ser que tenga alteraciones muy avanzadas. También le dice que es muy importante saber cómo está el fondo del ojo para realizar un tratamiento inmediatamente si fuera necesario. Manuela va al oftalmólogo. Previamente le ha informado de que tiene que ir acompañada porque le van a poner unas gotas en los ojos para dilatar las pupilas y que luego no verá del todo bien hasta transcurridas unas horas. El oftalmólogo le hace una revisión completa, le mide la presión ocular, y con una lente le mira el fondo del ojo. Está perfecto. Le indica que vuelva un año después. Durante ese año Manuela ha seguido el tratamiento de pastillas que le ha indicado su médico, pero no ha tenido cuidado con la comida y tampoco ha hecho ejercicio físico. Su diabetes no ha ido muy bien. En varias ocasiones se ha realizado controles de glucemia y siempre ha tenido cifras entre 200 y 270 mg/dl. Vuelve al oftalmólogo y en el fondo de ojo le detecta pequeñas hemorragias muy puntuales y escasas. Le dice que tiene retinopatía diabética inicial y que puede desaparecer si controla adecuadamente la diabetes.

La retina es una parte del ojo que se encuentra en su interior en la parte posterior y está formada por células nerviosas que reciben los impulsos luminosos, el color, las formas... que entran a través de la pupila para transformarse allí en imágenes que se van a procesar en el cerebro. Por tanto, la retina es una parte fundamental del sentido de la vista. Esta parte del ojo está ricamente regada por pequeños vasos capilares que la nutren.

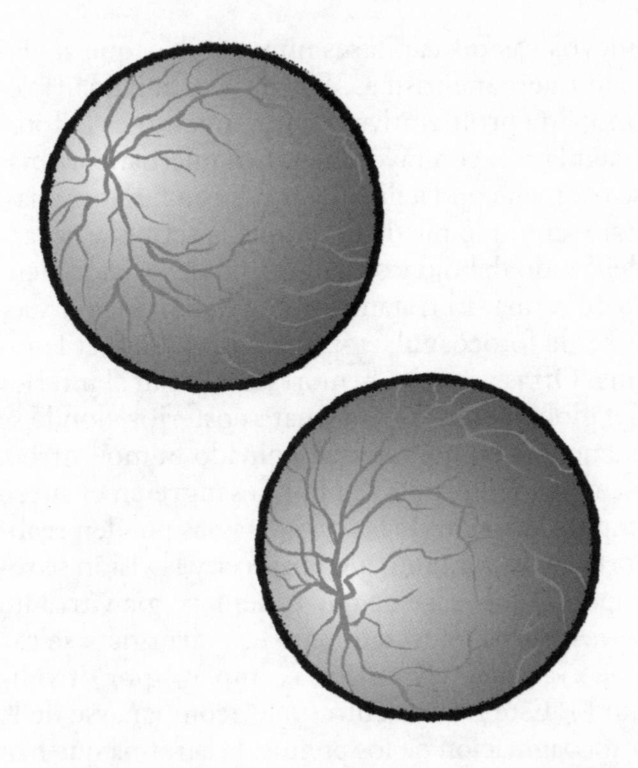

La glucosa aumentada en la sangre de forma mantenida produce una serie de cambios en los capilares que los va debilitando y se produce un paso del contenido del capilar a su exterior. Poco a poco van apareciendo pequeños acúmulos de material blanquecino y pequeñas y puntuales hemorragias localizadas. Estas alteraciones son las iniciales y pueden desaparecer con un buen control glucémico. Es la llamada retinopatía de fondo.

Cuando sigue avanzando la retinopatía se van produciendo zonas con un poco menos de riego en la retina. Como consecuencia de ello se forman nuevos vasitos capilares muy débiles, que se llaman microaneurismas. Esta fase es la llamada retinopatía proliferativa. Su tratamiento es la fotocoagulación con rayos láser. Los microaneurismas se rompen con facilidad y producen hemorragias. Este sangrado puede hacer que la retina se separe del fondo del ojo y se origine un desprendimiento de retina. El tratamiento de esta situación suele ser la fotocoagulación con láser para fijar la retina. Otras veces las hemorragias pasan al interior del globo ocular en la cámara posterior, donde se encuentra un líquido denominado humor vítreo. La opacidad producida por la sangre en el vítreo impide la visión. Estas hemorragias pueden reabsorberse y, por tanto, desaparecer y la visión se recupera. En el caso de que la hemorragia vítrea no se reabsorba, el tratamiento es quirúrgico: se extrae el humor vítreo y se reemplaza por otro líquido. Este tratamiento suele acompañarse de la fotocoagulación de los puntos de la retina que han dado origen al sangrado.

Una de las complicaciones de la diabetes es el llamado edema de la mácula. Esta zona de la retina es la que rodea la salida del nervio óptico. El edema es una acumulación de líquido que sale de los capilares. Esta complicación es grave porque se daña el nervio óptico y tiene gran riesgo de pérdida de visión. A veces se puede aplicar el tratamiento con rayos láser sin aproximarse al nervio óptico para no dañarlo; en otras ocasiones se inyecta en el ojo una sustancia antiinflamatoria, dexametasona, para reducir el edema.

Carson City Library

Phone (775) 887-2244

---

te: 6/25/2013 Time: 1:04:22 PM

ns checked out this session: 2

---

e: Co´mo revertir la diabetes
rcode: 31472701926796
e Date: 07/23/2013 23:59:59

e: Todo para la diabetes : tratamientos ,
ermedades asociadas , alimentacin ?--
rcode: 31472701826269
e Date: 07/23/2013 23:59:59

Page 1 of 1

900 N. Roop St.

Carson City, NV 89701

La retinopatía diabética es la primera causa de ceguera en la sociedad moderna entre los adultos de 20 a 74 años. Su aparición se relaciona con la duración de la enfermedad y muy estrechamente con el grado de control glucémico. Las fases iniciales aparecen entre los cinco y los diez años desde el inicio de la enfermedad. En un estudio que se realizó en Estados Unidos en pacientes con diabetes mellitus tipo 1 para conocer el efecto del tratamiento intensivo con insulina comparado con el tratamiento más convencional con insulina sobre el desarrollo de las complicaciones de la diabetes, y que se publicó en 1993, se comprobó que el buen control de la diabetes evita el desarrollo de la retinopatía y también puede detener el avance de la retinopatía establecida. Este estudio conocido internacionalmente con las siglas DCCT (Diabetes Control Clinical Trial) ha supuesto un hito en el tratamiento de la diabetes tipo 1. Los objetivos terapéuticos se han marcado de forma muy tajante estableciendo el logro de una hemoglobina glicosilada en valores inferiores a 6,5 por ciento.

La retinopatía diabética puede prevenirse. Para ello es necesario realizar un examen del fondo de ojo una vez al año. En los pacientes con diabetes tipo 1 este control anual se debe realizar a partir de los tres-cinco años del diagnóstico y en los pacientes con diabetes tipo 2 a partir del momento del diagnóstico. Como se ha indicado antes, el mejor tratamiento es la prevención con un buen control. Cuando aparecen las primeras alteraciones, el refuerzo del control metabólico es obligatorio. Un tema importante es evitar las hipoglucemias. Se ha visto que en fases avanzadas de retinopatía aún no proliferativa los episodios de hipoglucemia pueden agravar las alteraciones de la retina. Por tanto, el buen control glucémico debe conseguirse sin entrar en la hipoglucemia. También es muy importante el control de la presión arterial, pues así se puede reducir la progresión de la retinopatía.

NEFROPATÍA DIABÉTICA

Vamos a seguir tomando como ejemplo el caso de Manuela y vamos a fijarnos en otro aspecto muy importante, los riñones:

Manuela está siguiendo las recomendaciones de su médico. Hace dos años que tiene diabetes tipo 2, procura seguir bien el tratamiento dietético y toma las pastillas que le han mandado. Sus glucemias han mejorado aunque sigue con algunos valores mayores de 200 mg/dl. En una revisión su médico observa que tiene la tensión arterial alta, 145/90, y le indica que vuelva un semana después, cuando de nuevo tiene la tensión alta, 140/85. Le explica que los diabéticos deben tener la tensión arterial más baja, igual o menor de 130/80. Para que la tensión le baje le pide que reduzca la sal de la comida, que pierda más peso y que camine más. Debe controlarse la tensión arterial con frecuencia. Pero Manuela está cansada de tantos análisis y controles y, además, está muy ocupada. Tiene un nieto de un año y tiene que atenderlo. Al cabo de seis meses vuelve al mé-

dico. La tensión arterial es 140/90; la glucemia en ayunas, 175 mg/dl, y la hemoglobina glicosilada, 8 por ciento. Su médico le pide un análisis de orina y de sangre para ver la función de sus riñones. Los resultados indican que la función renal es buena, pero tiene indicios de albúmina en la orina. El médico le explica que la diabetes y la tensión arterial alta están comenzando a alterar el buen funcionamiento de sus riñones y que es muy importante el buen control de la diabetes y que la tensión arterial baje, así que le añade otra pastilla para la diabetes y también le da una pastilla para la tensión que tiene que tomar por las mañanas. Manuela comienza a realizarse más controles de glucemia en el dedo y a tomarse la tensión todas las semanas. Empieza a pasear una hora todos los días y se toma en serio perder unos kilos.

Los riñones son los órganos que depuran nuestro organismo de múltiples sustancias de desecho. Son unos órganos complejos que están formados por unidades estructurales llamadas nefronas. Éstas contienen una parte en forma de ovillo llamada glomérulo que se sigue de pequeños canales, los túbulos, que van a confluir en el sistema excretor del riñón. Los glomérulos son pequeños vasos sanguíneos, capilares, donde se produce el paso de las sustancias de desecho para ser eliminadas por los túbulos.

La hiperglucemia mantenida produce alteraciones en las paredes de los capilares del glomérulo, de forma que se va produciendo una menor resistencia al paso de moléculas que normalmente no se eliminan por la orina. Una de estas sustancias es la albúmina. La primera manifestación del inicio de la nefropatía diabética es la detección de cantidades pequeñas de albúmina en la orina, lo que se denomina microalbuminuria. En este estadio no se ha producido todavía un daño irreversible. Es una alteración funcional que puede corregirse con el buen control glucémico. Se considera microalbuminuria la excreción por la orina de cantidades comprendidas entre 30 y 300 mg de albúmina en 24 horas.

La microalbuminuria también puede aparecer en la orina de personas que tienen hipertensión arterial debido al influjo negativo que tiene la hipertensión sobre la pared de los capilares; es lo que se denomina el daño endotelial. Además, existen otras enfermedades que afectan a los glomérulos, que también presentan eliminación de albúmina por la orina junto con otras alteraciones.

La fase inicial de la nefropatía diabética puede corregirse mediante un buen control glucémico y el seguimiento de la tensión arterial. Se ha demostrado que el buen control diabético previene el desarrollo de la nefropatía y hace regresar a la normalidad estas fases iniciales de alteraciones funcionales. Tanto en el estudio DCCT en pacientes con diabetes tipo 1 como en el estudio UKPDS en pacientes con diabetes tipo 2 se vio que el buen control glucémico prevenía la microalbuminuria y que, cuando ya estaba presente, podía normalizarla. Además, se ha demostrado que el uso de fármacos hipotensores, de la familia de los inhibidores de la enzima de conversión de angiotensina, o de bloqueantes de los receptores de angiotensina actúa de forma muy específica sobre la nefropatía, pues ayuda a regresarla en estas fases iniciales o a evitar su progreso. Por eso, estos fármacos tienen una indicación muy clara en la nefropatía diabética.

El siguiente paso en el desarrollo de la nefropatía diabética es la eliminación por la orina de mayor cantidad de albúmina, superior a 300 mg en 24 horas. El sustrato de esta alteración está en una lesión ya permanente de los glomérulos renales que empiezan a tener un depósito de material denso entre los pequeños capilares. Esta fase se considera como una nefropatía establecida y en ella, al igual que en la fase de microalbuminuria, contribuye de forma muy importante la coexistencia de hipertensión arterial. El tratamiento es el control de la tensión arterial y de la glucemia.

Según avanza la lesión glomerular se va produciendo una menor capacidad de eliminación de las sustancias de desecho del organismo, entre ellas, la urea. Se va entrando en una fase de lo que se llama insuficiencia renal. La función de los riñones se mide de diferentes maneras. Una de ellas es por la capacidad de eliminar en la orina una sustancia que se llama creatinina. En la sangre esto queda reflejado en los niveles de creatinina. A menos eliminación más cantidad hay en la sangre. La menor eliminación de creatinina por la orina se debe a que el flujo sanguíneo que pasa por los glomérulos va disminuyendo según éstos van dejando de funcionar. Los grados de insuficiencia renal van desde moderada o leve, avanzada y finalmente terminal. Estos grados de insuficiencia renal se relacionan con el llamado aclaramiento de creatinina y, por tanto, con los niveles de creatinina en sangre.

Los síntomas de la nefropatía diabética son en general inexistentes hasta que se llega a grados avanzados de insuficiencia renal, en que aparecen los síntomas de la uremia que consisten en disminución del apetito, cansancio, vómitos y malestar general. Cuando la eliminación de albúmina por la orina es masiva, se puede producir una disminución de la albúmina en la sangre y aparecer edemas, lo que da lugar al denominado síndrome nefrótico. El edema del síndrome nefrótico es la salida de líquido desde los vasos sanguíneos, que se deposita en los tejidos blandos y aparece hinchazón de pies, piernas, cara y otras zonas. En la insuficiencia renal avanzada se produce también anemia, ya que los riñones son necesarios para la formación de los glóbulos rojos en la médula de los huesos.

El tratamiento de la insuficiencia renal depende del estadio en que se encuentra. En los grados moderados y severos es necesario controlar estrictamente la tensión arterial; si hay anemia, corregirla, evitar el aumento de los niveles sanguíneos de potasio, dar suplementos de calcio para evitar el daño de los huesos y en ocasiones dar también vitamina D. Puede ser necesario dar bicarbonato. Cuando la insuficiencia renal es terminal, se debe iniciar la diálisis cuanto antes y preparar para recibir un trasplante renal.

Hoy día la insuficiencia renal terminal por nefropatía diabética es la primera causa de diálisis. Existen dos modalidades de diálisis: la hemodiálisis y la diálisis peritoneal. La hemodiálisis consiste en la depuración de la sangre del paciente a través de un aparato que sirve de filtro. Para ello se realiza una fístula arteriovenosa, comunicación de una arteria con una vena, generalmente en el brazo del paciente. Esta fístula tiene un flujo sanguíneo muy alto y permite ser conectada a un sistema de lavado y filtración a través de la máquina dializante. La diálisis peritoneal consiste en colocar un catéter en la cavidad abdominal mediante una incisión cerca del ombligo. La cavidad abdominal está recubierta por una membrana llamada peritoneo. Esta membrana está muy irrigada por capilares y permite el paso de sustancias, así que se convierte en un excelente filtro. A través del catéter se introduce un volumen de líquido de diálisis que se deja en la cavidad abdominal. A través del peritoneo se produce el intercambio y la depuración de sustancias y al cabo de unas horas se vacía el contenido de la cavidad abdominal. Este proceso se realiza tres o cuatro veces al día. En algunos casos es suficiente realizarlo sólo por la noche con la ayuda de un ciclador.

NEUROPATÍA DIABÉTICA

Nuestra diabética Manuela nos va a seguir sirviendo de ejemplo.

Manuela ya ha cumplido 69 años. Hace seis comenzó con insulina porque su diabetes no se controlaba con pastillas. Aun así, continúa con hemoglobinas glicosiladas entre 7 y 8 por ciento. Su tensión arterial se controla con tres tipos diferentes de fármacos. Sigue revisiones periódicas por el endocrinólogo y el oftalmólogo. Ha recibido tratamiento con rayos láser para la retinopatía diabética que se ha estabilizado y afortunadamente sigue viendo muy bien con ayuda de gafas. Recientemente ha comenzado con unas molestias en los pies. Dice que es como si tuviera alfileres en las plantas de los pies. Tiene una sensación de quemazón que va y viene y que le aparece en cualquier momento del día. Su endocrinólogo le explora con un aparato metálico que vibra (el diapasón) y se lo pone en los tobillos y en los dedos de los pies y le pregunta si nota las vibraciones. Manuela apenas las percibe en los dedos gordos de los pies. También le pincha con un filamento de plástico (monofilamento) para saber si lo nota y compara la sensación que le produce en las manos y en los pies. Realmente lo nota menos en los pies. El especialista le dice que tiene neuropatía periférica debido a la diabetes. Intensifica el tratamiento para controlar mejor la diabetes, le prescribe unas pastillas para quitarle las molestias que tiene y le da unas indicaciones muy precisas para evitar las úlceras en los pies.

Esta complicación de la diabetes engloba diferentes afectaciones de nervios del sistema nervioso central, del periférico y del sistema nervioso autónomo. La mayoría de los nervios del organismo se pueden ver afectados por la diabetes. Cuando ocurre en los nervios motores, se produce la parálisis de la zona que inerva ese nervio; si los afectados son los nervios sensitivos, se produce una disminución de la sensibilidad de la zona, o una sensación de hormigueo y otras veces una sensación dolorosa a modo de pinchazos. El daño en el sistema nervioso autónomo puede dar lugar a diferentes síntomas; entre ellos, aparición de diarreas, sobre todo nocturnas; vaciamiento lento del estómago, que puede producir vómitos y digestiones muy pesadas; retención de orina en la vejiga; falta de regulación de la tensión arterial con el cambio de posturas (que puede producir síncopes); alteraciones en el ritmo cardiaco, y alteración en la regulación del llenado sanguíneo de los cuerpos cavernosos del pene, que puede conllevar la disfunción eréctil.

La aparición de la neuropatía diabética se relaciona con la duración de la enfermedad y es raro que se dé antes de unos quince años de evolución. Algunas neuropatías, como la motora, tienen una evolución favorable con la ayuda del buen control glucémico; otras tienen una duración variable y requieren tratamientos específicos durante el periodo en el que producen síntomas. Las hay que no desaparecen y requieren de unos cuidados especiales por las consecuencias que pueden acarrear; en especial, la neuropatía sensitiva periférica que afecta los pies y que puede ocasionar lesiones que se pueden prevenir.

EL PIE DIABÉTICO

Manuela está siguiendo los consejos de su endocrinólogo. Todos los días antes de acostarse se lava los pies, se los seca bien y se aplica una crema hidratante. Se corta las uñas como le han indicado y procura llevar un calzado cómodo. Pero llega la boda de su primer nieto. Tiene que ir guapísima. Se ha comprado unos zapatos de tacón preciosos. Ella piensa que sólo van a ser unas pocas horas y no le van a producir ninguna molestia. El día ha transcurrido estupendamente. Cuando llega por la noche a casa, se descalza y nota una rojez debajo del quinto dedo del pie izquierdo. No le da importancia y a la noche siguiente ve una ampolla en esa zona. El caso es que no le duele y piensa que ya se curará. Los días siguientes son de mucho trajín, los familiares que han venido a la boda están en su casa y tiene que atenderlos. Cada noche se mira la pequeña lesión del pie y va notando que se oscurece, no hay herida y la ampolla ha desaparecido, pero tiene como una hemorragia pequeña debajo de la piel. Una semana después nota que esa zona del pie está enrojecida e hinchada. Preocupada va al médico. Él le dice que tiene una infección en esa zona y que tiene que tomar antibióticos y hacer reposo.

La consecuencia más frecuente de la neuropatía diabética es las amputaciones y las úlceras de los pies. Estas complicaciones son las principales causas de discapacidad de las personas con diabetes. Pero estas complicaciones pueden prevenirse haciendo un diagnóstico a tiempo del riesgo de tener pie diabético y el tratamiento precoz de los riesgos consigue evitar o retrasar las consecuencias adversas.

El riesgo de úlceras en los pies o amputaciones aumenta con la duración de la diabetes, en general más de diez años, en varones, con mal control glucémico y cuando hay otras complicaciones como las cardiovasculares, la retinopatía o la nefropatía. Las siguientes situaciones conllevan alto riesgo:

- Pérdida de sensibilidad en los pies por neuropatía periférica.
- Alteraciones en la mecánica del apoyo de los pies cuando hay neuropatía.
- Alteraciones en los pies por aumento de la presión, como los callos o el enrojecimiento.
- Deformidades óseas.
- Disminución del riego sanguíneo de los pies por enfermedad vascular periférica.
- Historia anterior de úlceras en los pies o de amputaciones.
- Alteraciones importantes de las uñas.

El examen de los pies forma parte de la exploración general anual de la persona con diabetes. De esa forma se puede identificar la presencia de riesgos. Es necesario saber cómo está la sensibilidad, es decir, si el diabético nota bien la presión, el calor y si percibe las vibraciones. La adecuada percepción de todos estos factores protege al pie de las agresiones externas, como la presión del calzado, el roce de una zona dura del interior del zapato o de un remiendo del calcetín, el excesivo calor de una estufa o de una bolsa de agua caliente o del agua del baño. Otro aspecto que hay que vigilar es el estado de la piel en la zona de las plantas del pie y entre los dedos, el estado de las uñas, la presencia de callos, de rozaduras, de sangrado debajo de un callo, de grietas, uñas mal cortadas o excesivamente largas, infecciones de las uñas. También es muy importante ver si hay deformidades óseas o limitaciones de la marcha que pueden favorecer un mal apoyo del pie y ocasionar mayor presión mecánica en ciertas zonas. La inspección del riego sanguíneo de los pies es fundamental. La obstrucción de las arterias de las piernas produce menor aflujo de sangre a los pies, lo que favorece la aparición de úlceras y dificulta su cicatrización.

Todos los diabéticos con neuropatía deben extremar el cuidado de los pies mediante la inspección visual diaria, la limpieza y el secado de los pies, y el uso de calzado apropiado con o sin plantillas que amortigüe y redistribuya la presión, de calcetines sin costuras y de calzado de buena calidad. Cuando existen deformidades, como juanetes o dedos en martillo, deben calzar zapatos especiales, en ocasiones hechos a medida.

Cuando está disminuido el riego arterial y los pulsos del pie no se perciben, las personas con diabetes necesitan ser estudiadas por especialistas para iniciar tratamiento médico o someterse a un tratamiento quirúrgico que elimine la obstrucción arterial o que solucione el problema mediante un bypass.

Las heridas o úlceras en el pie requieren un tratamiento precoz con curas, eliminación de tejido inerte, reposo del pie y, en la mayoría de los casos, antibióticos.

Disfunción eréctil

La disfunción eréctil es la incapacidad para alcanzar y mantener la erección suficiente para tener una relación sexual satisfactoria. Es una situación muy frecuente: hasta un tercio de los hombres adultos pueden sufrirla, aumenta con la edad y es más común en hombres que tienen algunas enfermedades generales, como hipertensión arterial, cardiopatía isquémica y diabetes.

En los diabéticos la frecuencia de la disfunción eréctil también aumenta con la edad y con la presencia de otras complicaciones, como neuropatía autonómica, retinopatía, duración larga de la diabetes y mal control glucémico. Se estima que hasta un 50 por ciento de diabéticos mayores de 50 años tienen distintos grados de disfunción eréctil.

Las causas de la disfunción eréctil en la diabetes son varias. Por un lado, puede deberse a la neuropatía autonómica diabética, otro factor es la disminución del flujo sanguíneo del pene y también hay que considerar los factores psicológicos. La presencia de disfunción eréctil suele asociarse a síntomas de depresión, pero la depresión puede causar la disfunción eréctil. Un factor importante es algunos fármacos y el alcohol. Por otro lado, el diabético también puede tener alguna enfermedad diferente a la diabetes que haga disminuir la testosterona, que es la hormona masculina. Por eso la disfunción eréctil debe ser estudiada para conocer sus posibles causas.

El tratamiento de la disfunción eréctil incluye consejos psicosexuales, fármacos específicos para aumentar la erección y las prótesis peneanas. Las dos primeras medidas son las utilizadas con mayor frecuencia. Entre los fármacos destacan los que han aparecido en los últimos años: el sildenafilo, el vardenafilo y el tadanafilo. Estos fármacos deben ser indicados por el especialista y no se deben tomar indiscriminadamente o cuando el paciente tiene cardiopatía isquémica y está en tratamiento con fármacos vasodilatadores, como los nitritos. Entre los efectos secundarios de estos fármacos se encuentra la hipotensión arterial, los dolores de cabeza y los cambios en la visión.

COMPLICACIONES CARDIOVASCULARES

Las enfermedades cardiovasculares son la principal causa de muerte de las personas con diabetes. La diabetes tipo 2 es un factor de riesgo de enfermedad vascular al igual que también lo son otras enfermedades que suelen acompañar a la diabetes, como la hipertensión arterial y la hiperlipemia. Se ha comprobado que el tratamiento intensivo de los factores de riesgo cardiovascular previenen o frenan el desarrollo de las enfermedades vasculares, por lo que en la actualidad es necesario realizar un enfoque global en el tratamiento de la diabetes dirigido a controlar la hipertensión arterial, la hiperlipemia, la hiperglucemia, a disminuir la agregación plaquetaria y a abandonar el tabaquismo.

Hipertensión arterial

La mayoría de los diabéticos tipo 2 tiene hipertensión arterial, así como los diabéticos tipo 1 con nefropatía. La hipertensión arterial es uno de los factores de riesgo importantes en el desarrollo de la enfermedad vascular, tanto de los grandes vasos (coronarias, arterias de las extremidades inferiores y arterias cerebrales) como de los pequeños vasos de la retina y del riñón.

Se ha establecido que las personas con diabetes deben tener la tensión arterial sistólica menor de 130 y la tensión arterial diastólica menor de 80. Este objetivo de tensión arterial se basa en multitud de estudios clínicos que han demostrado el beneficio de alcanzar tensiones por debajo de esos valores para prevenir la aparición de enfermedades vasculares y reducir la mortalidad que ellas ocasionan.

El tratamiento de la hipertensión arterial en la diabetes se basa en medidas dietéticas como: limitar el contenido de sal en la dieta diaria, reducir el peso cuando hay obesidad o sobrepeso, incrementar la ingesta de productos frescos tales como fruta, vegetales y lácteos desgrasados, disminuir el consumo de bebidas alcohólicas y, en la medida de lo posible, aumentar la actividad física. Además, estas medidas dietéticas y la actividad física ayudan a controlar la hiperglucemia y la hiperlipemia.

Disponemos de muchos fármacos hipotensores: los inhibidores de la enzima de conversión de la angiotensina (IECA), los bloqueantes de los receptores de angiotensina (BRA), los betabloqueantes, los diuréticos y los bloqueantes de los canales de calcio. Todos ellos se han mostrado útiles para reducir los problemas cardiovasculares. No obstante, de entre todos estos fármacos, los IECA han proporcionado los mejores resultados en la prevención de la enfermedad cardiovascular en personas con diabetes. En muchos pacientes es necesario utilizar más de un fármaco para conseguir controlar la tensión arterial, pero siempre, nunca hay que olvidarlo, se han de tomar bajo prescripción médica.

Hiperlipemia

Las personas con diabetes tipo 2 tienen alteraciones de los lípidos con más frecuencia que las personas sin diabetes. Las alteraciones lipídicas consisten en aumento del colesterol de baja densidad (colesterol LDL), disminución del colesterol de alta densidad (colesterol HDL) y aumento de triglicéridos. Todas estas alteraciones contribuyen al desarrollo de la enfermedad arteriosclerótica. Se ha demostrado que la reducción de estas anomalías de los lípidos disminuye la mortalidad de las personas con diabetes.

De nuevo las medidas dietéticas ayudan a controlar las alteraciones lipídicas. Éstas se centran en reducir peso cuando existe obesidad y sobrepeso, haciendo hincapié en la disminución de las grasas saturadas y el colesterol. Es importante el control glucémico para reducir los triglicéridos. La actividad física es una herramienta muy útil para controlar el peso.

Los niveles sanguíneos de colesterol LDL deben ser menores de 100 mg/dl; los de colesterol HDL, mayores de 40 mg/dl, y los de triglicéridos, menores de 150 mg/dl. Si las medidas dietéticas y de ejercicio físico no consiguen controlar los lípidos, está indicado el tratamiento farmacológico. El primer objetivo es conseguir reducir el colesterol LDL, para lo cual los fármacos más eficaces son las estatinas. Estos compuestos inhiben la síntesis de colesterol y también tienen otros efectos beneficiosos sobre la enfermedad arteriosclerótica.

Para contrarrestar el aumento de los triglicéridos se utilizan los fibratos cuando las medidas dietéticas y de control de la glucemia no son suficientes. No se aconseja el uso combinado de fibratos y estatinas porque se pueden producir efectos secundarios, como aumento de transaminasas o dolores musculares; estos últimos se dan por afectación de las fibras musculares. El tratamiento con estos fármacos debe vigilarse con controles analíticos periódicos.

Antiagregación plaquetaria

Los fenómenos trombóticos se producen al agregarse las plaquetas de la sangre en zonas de las arterias que sufren alteraciones de su pared debido a la presencia de ateroma. Para disminuir la agregación de las plaquetas se utilizan diferentes fármacos, de los cuales el ácido acetil salicílico (AAS) es el más empleado. Se ha demostrado la utilidad del AAS para prevenir el infarto de miocardio y el accidente vascular cerebral. Las dosis empleadas de AAS varían entre 75 y 300 mg al día y generalmente se emplean dosis bajas para evitar efectos secundarios, principalmente la úlcera de estómago.

En pacientes que no toleran el AAS o que tienen un riesgo muy elevado de enfermedad vascular se utilizan otros fármacos, como el clopidogrel.

Tabaco

Es bien conocido el efecto perjudicial del tabaco sobre la salud. Se considera que el tabaco es la causa modificable más importante de muerte prematura. Se ha demostrado la relación del tabaco con el desarrollo de la enfermedad vascular en personas con y sin diabetes y también se ha demostrado la eficacia de dejar de fumar.

La dependencia de la nicotina es un gran problema para dejar de fumar o para recaer, por lo que es tan importante seguir las medidas necesarias bajo control médico.

CAPÍTULO VIII

La diabetes en situaciones especiales

DIABETES Y EMBARAZO

La mujer con diabetes que desea un embarazo debe prepararse para ello. Todas las mujeres con diabetes, cualquiera que sea el tipo, deben pasar pri-

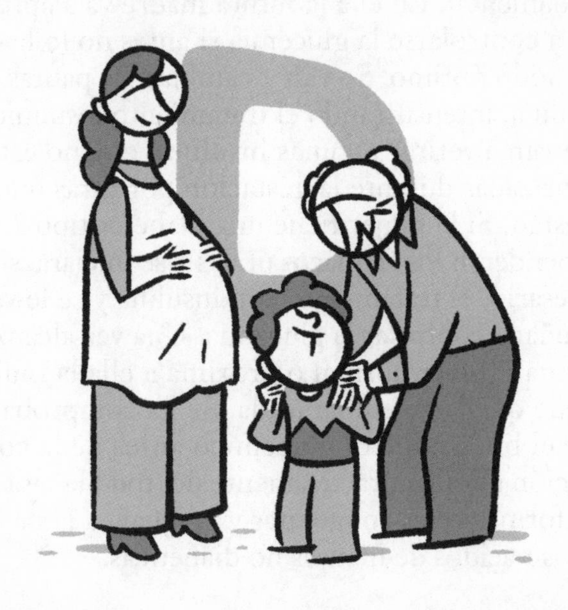

mero por seguir un buen control glucémico y alcanzar una hemoglobina glicosilada (HbA1c) lo más próxima a la normalidad que sea posible (menos de un 1 por ciento por encima del límite superior de la normalidad) antes del embarazo. Esta recomendación se basa en que la hiperglucemia durante el inicio del embarazo es perjudicial para el embrión. Durante las primeras semanas de la gestación se forman los órganos del embrión. Si la madre tiene hiperglucemia, se pueden producir malformaciones en el niño o incluso el aborto.

Consulta pregestacional

La consulta médica de diabetes pregestacional es fundamental. En ella la futura madre va a aprender a controlarse la glucemia si antes no lo hacía de modo óptimo. Se van a cambiar las pautas de insulina, intensificando el tratamiento insulínico, y se van a retirar algunas insulinas que no están autorizadas durante la gestación por otras que sí lo están. Si la mujer tiene una diabetes tipo 2, se suspenderán los fármacos orales y se iniciará, si es necesario, el tratamiento con insulina y se le va a enseñar a controlar la glucemia. Una vez alcanzada una HbA1c normal o próxima a ella la mujer puede quedarse embarazada. Se ha comprobado que el buen control glucémico antes de la concepción elimina prácticamente del todo la tasa de malformaciones congénitas y la iguala a la de los niños nacidos de madres no diabéticas.

Gestación

Las necesidades de insulina varían durante la gestación. Las mujeres no diabéticas tienen tendencia a valores bajos de glucemia al levantarse antes del desayuno, que puede acompañarse de acetona en la primera mitad del embarazo. Se producen las náuseas que suelen desaparecer al tomar hidratos de carbono. Generalmente toleran mal periodos de ayuno largos y se encuentran mejor cuando comen con frecuencia. Las mujeres con diabetes también tiene esta tendencia a glucemias bajas y a tener acetona en ayunas. A veces necesitan menos insulina por la noche y/o durante el día.

Según avanza el embarazo, las necesidades de insulina van aumentando hasta el parto. Tras éste se produce una reducción importante de las necesidades de insulina. Durante la gestación debe vigilarse el fondo de ojo con la frecuencia necesaria según la diabética tenga o no retinopatía. También debe vigilarse la función de los riñones y la posible aparición de proteínas en la orina. La tensión arterial es otro de los aspectos que debe controlarse.

La madre diabética pregunta frecuentemente sobre el parto: ¿necesitaré una cesárea o podré tener un parto por vía vaginal? Cuando el feto es demasiado grande, se aconseja realizar cesárea. Si el feto tiene un peso adecuado y no hay otras indicaciones de cesárea, el parto será por vía vaginal. Los cuidados del parto son más delicados que los de una mujer no diabética con objeto de mantener lo más normal posible la glucemia de la madre.

El recién nacido de la madre diabética debe recibir unos cuidados especiales, vigilar la glucosa porque puede tener hipoglucemia, vigilar la función respiratoria, el calcio en sangre y la posible aparición de ictericia. Los cuidados neonatales son, por tanto, necesarios y es muy recomendable que la gestante diabética dé a luz en un centro que tenga unidad de cuidados del neonato.

DIABETES Y ANCIANOS

La diabetes es un problema sociosanitario importante en la población anciana: más del 20 por ciento de las personas con más de 65 años tienen diabetes. Dado que la población va envejeciendo cada vez más, es probable que el número de ancianos con diabetes vaya aumentando en los próximos años.

La atención de la diabetes en las personas mayores tiene gran complejidad. Algunos ancianos empezaron su diabetes mucho tiempo atrás y tienen complicaciones importantes, otros tienen otras enfermedades que requieren tratamientos específicos, otros tienen dificultades en la masticación y no pueden seguir cierto tipo de dietas. Algunos diabéticos tienen una gran dificultad en conseguir un control glucémico estable y tienen gran propensión a padecer hipoglucemias que les limitan en gran medida. Las expectativas de vida en esta población son muy variadas en función de múltiples factores. Por eso los objetivos del tratamiento deben individualizarse.

Capítulo IX

Tratamiento farmacológico de la diabetes e insulinas

Generalmente el tratamiento de la diabetes tipo 2 se sucede por escalas. Se inicia un tratamiento de cambios de estilo de vida, modificando la dieta e introduciendo mayor actividad física. El paso siguiente es el tratamiento con alguno o algunos de los fármacos que se describirán a continuación. Si con un fármaco no se consigue un buen control, se asocia un segundo fármaco. Si ello no es suficiente, se puede asociar un tercer fármaco o se combina el tratamiento oral con tratamiento insulínico. Esta sucesión de tratamientos es habitual. Sin embargo, uno de los problemas que aparecen es el retraso en la modificación del tratamiento. Esto significa que el paciente diabético puede pasar largos periodos de tiempo con mal control a pesar de estar tomando fármacos. Por eso es tan importante realizar visitas médicas frecuentes, las necesarias, cuando la diabetes no se controla con uno, dos o tres fármacos, ya que la modificación del tratamiento a tiempo va a repercutir en la mejora del estado de salud de la persona y evita el desarrollo de complicaciones.

ANTIDIABÉTICOS ORALES

Sulfonilureas

Estos fármacos se descubrieron durante la Segunda Guerra Mundial cuando se estaban desarrollando antibióticos de la clase de las sulfamidas. Se observó la aparición de hipoglucemia en pacientes con infecciones que se trataban con aquellos nuevos fármacos. La primera sulfonilurea que apareció en el mercado fue la tolbutamida, que aún hoy existe con el nombre comercial de Rastinón.

Las sulfonilureas aumentan la secreción de insulina por las células beta del páncreas. Por eso estos fármacos son útiles en pacientes con diabetes tipo 2 que tienen suficiente reserva funcional de sus células secretoras de insulina. Esto sucede en la mayoría de pacientes en el momento del diagnóstico y durante muchos años. Pero este tratamiento fracasa a un ritmo estimado de cinco pacientes por año de tratamiento.

Desde el descubrimiento de las sulfonilureas han ido apareciendo numerosas formulaciones farmacéuticas que se han englobado en sulfonilureas de primera, de segunda y de tercera generación. Las de primera generación prácticamente no se utilizan. Las de segunda generación son las más utilizadas y de hecho son los tratamientos más empleados en la diabetes tipo 2. Las diferencias entre las distintas sulfonilureas son básicamente su intensidad de acción y la duración de su efecto. El efecto secundario más importante es la hipoglucemia, que se relaciona con las dos propiedades citadas: intensidad y duración de acción. Estos fármacos deben usarse con mucho cuidado en aquellas personas que tiene más probabilidades de sufrir hipoglucemia, como las mayores, las que comen mal o las que tienen cierto grado de insuficiencia renal. Las hipoglucemias causadas por las sulfonilureas pueden ser graves y difíciles de remontar.

Secretagogos de insulina de acción rápida

En la década de 1990 se introdujeron dos fármacos, la repaglinida y la nateglinida, que actúan de modo similar a las sulfonilureas pero no pertenecen a esta familia de fármacos. Tienen una acción rápida sobre la secreción de insulina y su vida media es más corta que la de las sulfonilureas. Provocan menos hipoglucemias que aquéllas. La repaglinida se puede utilizar en grados leves y moderados de insuficiencia renal. Tienen gran utilidad en el tratamiento de la hiperglucemia tras la ingestión de alimentos (hiperglucemia posprandial) y menos efecto sobre la hiperglucemia de ayuno.

Metformina

Este fármaco pertenece al grupo de las biguanidas que se desarrollaron en la década de 1960. El primero que se introdujo en las farmacias fue la fenformina. Este producto produjo complicaciones graves en algunos pacientes y se retiró. A continuación salieron la butformina y la metformina, que se han utilizado hasta el momento actual. Debido a la retirada de la fenformina las autoridades de algunos países, como Estados Unidos, no permitieron la comercialización en su país de las otras dos biguanidas. Sin embargo, en Europa se comercializaron y, por tanto, tenemos una muy amplia experiencia en su uso.

En 1998 se publicaron los resultados de un gran estudio sobre el tratamiento de la diabetes tipo 2 que se realizó en Inglaterra. En este estudio se analizó el grado de control y la aparición de complicaciones crónicas de la diabetes en pacientes recién diagnosticados de diabetes tipo 2 bajo observación durante muchos años. Los pacientes seguían diferentes tratamientos que incluían medidas dietéticas, sulfonilureas, metformina, inhibidores de las alfa-glucosidasas e insulina. Los resultados del estudio indicaron que el buen control glucémico disminuía la aparición o el progreso de complicaciones diabéticas. Los pacientes que habían recibido tratamiento con metformina obtuvieron el mejor perfil de resultados, ya que presentaron menos complicaciones cardiovasculares. Este estudio, conocido con las siglas UKPDS, sirvió, entre otras cosas, para redescubrir un fármaco poco usado y no admitido en ciertos países: la metformina. A partir de entonces se ha introducido en todo el mundo y su uso es cada vez más generalizado.

La principal acción de la metformina es disminuir la producción de glucosa por el hígado. El hígado es una fuente de producción de glucosa cuando estamos en ayunas. Nuestro organismo necesita glucosa para la energía de sus células, sobre todo para las células del sistema nervioso. Cuando comemos, el hígado deja de producir glucosa y se convierte en un depósito que almacena la glucosa hasta que transcurren unas cinco o seis horas después de haber comido, entonces empieza a liberarla a la sangre. Estos mecanismos de almacenamiento-producción de glucosa están delicadamente regulados para que no tengamos ni defecto ni exceso de glucosa. En la diabetes falla esta regulación a favor de una mayor producción de glucosa. Ésa es la explicación de por qué los diabéticos tienen hiperglucemia en ayunas.

La metformina es capaz de reducir la hiperglucemia sin provocar hipoglucemia. Ésta es una gran ventaja del fármaco sobre aquellos que actúan aumentando la producción de insulina. Otra ventaja es que su uso no se asocia a ganancia de peso, cosa que sucede con la mayoría de los tratamientos de la diabetes. Desafortunadamente, alrededor del 10 por ciento de las personas no toleran la metformina por trastornos digestivos del tipo dolor abdominal y diarreas. Este fármaco está contraindicado en la insuficiencia renal y en las personas alcohólicas, ya que pueden presentar la complicación de acidosis láctica, que puede ser mortal. Este tipo de complicación es prácticamente inexistente fuera de estas dos situaciones. De manera preventiva, la utilización de la metformina debe interrumpirse en el perioperatorio y cuando una persona se va a someter a una exploración con contraste intravenoso.

En principio cualquier persona con diabetes tipo 2 y sin insuficiencia renal es susceptible de tratamiento con metformina, pero su principal indicación es en aquellos que tienen sobrepeso u obesidad (más del 80 por ciento de los diabéticos).

Inhibidores de las alfa-glucosidasas

Estos fármacos actúan compitiendo con unas enzimas (proteínas catalizadoras) que desdoblan los disacáridos en monosacáridos. Los disacáridos son azúcares naturales que proceden de los alimentos y que para ser absorbidos necesitan escindirse en azúcares más pequeños, como glucosa, fructosa y manosa. En nuestro intestino, en el borde que da a la luz del tubo digestivo, se encuentran unas enzimas encargadas de desdoblar estos disacáridos; son las alfa-glucosidasas. Los fármacos que las inhiben reducen la absorción de los disacáridos. De esta forma, el aumento de la glucemia tras las comidas que sufren las personas con diabetes puede disminuirse.

Hay dos tipos de inhibidores de las alfa-glucosidasas: la acarbosa y el miglitol. Los dos actúan de la misma manera. Su principal indicación es la hiperglucemia tras la ingestión de alimentos. Reducen poco la hiperglucemia del ayuno. Son fármacos que actúan dentro del tubo digestivo. No se absorben, por lo que pueden darse en cualquier situación sin interferir con otros fármacos ni limitar su uso por problemas de función renal o hepática. El principal efecto secundario es la acumulación de gases intestinales, que provoca meteorismo, y la aparición de diarreas. Estos efectos limitan en gran medida su utilización.

Una ventaja que da seguridad con estos fármacos es la no provocación de hipoglucemia. No obstante, cuando se asocian a otros tratamientos antidiabéticos que sí pueden inducir hipoglucemia, debe ingerirse glucosa pura para tratar la hipoglucemia, ya que si se toman azúcares complejos su absorción va a estar disminuida y se remonta mal la hipoglucemia.

Tiazolidindionas

Éstos son los fármacos más recientes para el tratamiento de la diabetes mellitus. Su mecanismo de acción es complejo y fundamentalmente centrado en mejorar la resistencia a la insulina. Las acciones de estos fármacos parten de la activación de unas moléculas llamadas PPAR-gamma situadas en los núcleos de las células adiposas. El papel de los adipocitos en el desarrollo de la resistencia a la insulina es crucial. Estas células sirven para múltiples funciones. Almacenan grasa, que es una fuente de energía para el organismo en momentos de ayuno. Sintetizan multitud de sustancias que están implicadas en la regulación de la ingestión de alimentos, en la respuesta inflamatoria e inmunológica ante las agresiones del organismo y en la regulación del metabolismo de la glucosa y de los lípidos. El exceso de adipocitos y el aumento de su tamaño, que son propios del sobrepeso y de la obesidad, modifican las acciones reguladoras de estas células y potencian la secreción de sustancias que inducen resistencia a la insulina. Las tiazolidindionas, llamadas también glitazonas, modifican la disregulación de estos adipocitos. El aumento de la sensibilidad a la insulina producido por las glitazonas se refleja en la mejor utilización de la glucosa por el tejido muscular y en la disminución de la producción de glucosa por el hígado.

Las glitazonas tienen también otros efectos positivos para la diabetes. Entre ellos se encuentra la protección de las células beta del páncreas y la mejora del perfil lipídico que se vuelve menos aterogénico.

Disponemos de dos glitazonas: la rosiglitazona y la pioglitazona. Tienen acciones sensibilizadoras de insulina similares y difieren en sus acciones sobre los lípidos. Pueden producir ganancia de peso debido a que favorecen la formación de nuevos adipocitos, sobre todo en el tejido graso subcutáneo, y también a que pueden hacer que se retengan líquidos en el organismo. Este segundo efecto puede llegar a apreciarse cuando aparecen edemas. En las personas que desarrollan edemas cuando toman glitazonas se debe valorar la función cardiaca por el riesgo de producirse insuficiencia cardiaca. Estos fármacos se pueden administrar en pacientes con insuficiencia renal.

Las contraindicaciones de las glitazonas son fundamentalmente dos: la insuficiencia cardiaca y las alteraciones en la función hepática. La primera glitazona que se comercializó, la troglitazona, se retiró de las farmacias por producir algunos casos de hepatitis fulminante. La experiencia clínica con rosiglitazona y pioglitazona es amplísima y no se ha comprobado que produzcan insuficiencia hepática, pero es importante vigilar las enzimas hepáticas durante el tratamiento con estos fármacos. La insuficiencia cardiaca es una contraindicación de las glitazonas, ya que la retención de líquidos que pueden producir confiere un riesgo potencial para estos pacientes de entrar en una situación de insuficiencia cardiaca congestiva.

Las glitazonas pueden asociarse a otros fármacos antidiabéticos, pero no está autorizado asociarlas a la insulina en Europa y, por tanto, en nuestro país. Una combinación excelente en el tratamiento de la diabetes tipo 2 en que predomina la resistencia a la insulina es la metformina y una glitazona. Esta combinación actúa de forma complementaria disminuyendo la producción hepática de glucosa y aumentando la captación de glucosa por los músculos.

FÁRMACOS EN DESARROLLO

Próximamente dispondremos de otros fármacos para el tratamiento de la diabetes tipo 2, algunos ya se han aprobado en Estados Unidos y otros están en vías de hacerlo. Se trata de un nuevo abordaje terapéutico de la diabetes utilizando conocimientos fisiológicos no tan nuevos.

Desde hace años sabemos que el intestino delgado sintetiza hormonas que son liberadas a la sangre en respuesta a la entrada de alimentos en el tubo digestivo. También sabemos que algunas de estas hormonas potencian la secreción de insulina por el páncreas tras la ingestión de alimentos. Por ejemplo, si tomamos glucosa por la boca, la secreción de insulina es mucho mayor que si la glucosa entra por la vena. Una de estas hormonas intestinales potenciadoras de la secreción de insulina es el GLP-1, que son las siglas de *glucagon like peptide* (péptido análogo al glucagón).

En los últimos años se ha avanzado mucho en el conocimiento de las funciones del GLP-1. Aumenta la secreción de insulina y la saciedad, disminuye el vaciamiento gástrico, protege las células secretoras de insulina evitando su muerte, entre otros muchos efectos. Se ha demostrado que las personas con diabetes tienen menos cantidad de GLP-1 que las personas sin diabetes. Este hallazgo ha hecho que se desarrollen fármacos que sean análogos al GLP-1 o que aumenten el GLP-1 de los pacientes.

Análogos de GLP-1

El GLP-1 es un péptido con una vida media muy corta, por lo que los intentos han ido dirigidos a sintetizar moléculas similares con vida media larga. Además, este péptido y sus análogos son degradados por los jugos gástricos e intestinales y se tienen que administrar por vía subcutánea. Es decir, no son fármacos orales.

Paralelamente al desarrollo de los análogos del GLP-1, se observó que una sustancia presente en la saliva de un tipo de lagarto tenía propiedades similares al GLP-1. Esta sustancia se sintetizó y actualmente está ya comercializada en Estados Unidos; se trata del Exanetide. Se administra por vía subcutánea en una dosis diaria. Sus efectos secundarios al igual que los análogos del GLP-1 son las molestias gastrointestinales que pueden aparecer en algunos casos y consisten en náuseas y vómitos. Se están desarrollando modificaciones del Exanetide con objeto de alargar su vida media y poder administrarlo una vez a la semana o incluso una vez al mes también por vía subcutánea.

Inhibidores del DPP-IV

El GLP-1 tiene una vida media muy corta debido a que es degradado en la sangre por una enzima: la dipeptidildipeptidasa-IV (DPP-IV). El bloqueo de esta enzima consigue alargar la vida media del GLP-1 del individuo y así favorecer los efectos tan positivos de este péptido intestinal. Estos inhibidores reciben el nombre genérico de gliptinas. Se están desarrollando diferentes gliptinas que se encuentran en fases muy avanzadas de ensayos clínicos controlados, próximas a su valoración final y presentación a las agencias internacionales del medicamento. La ventaja de las gliptinas sobre los análogos del GLP-1 y del Exanetide es su administración por vía oral. La desventaja es la menor potencia de acción. Son bien toleradas y con pocos efectos secundarios.

Una de las grandes ventajas de estos fármacos que actúan potenciando la secreción de insulina es que no producen hipoglucemia a diferencia de los fármacos clásicos secretores de insulina, como las sulfonilureas, y los nuevos secretagogos de insulina, las glinidas, que pueden provocar hipoglucemia. Esta gran diferencia se debe a que el GLP-1 y sus análogos necesitan unas concentraciones adecuadas de glucosa para que estimulen la secreción de insulina. Son, por tanto, dependientes de la glucosa. Otra de las grandes ventajas de estos nuevos fármacos sobre las sulfonilureas es que no sólo no aumentan el peso, sino que lo disminuyen. Nos encontramos así ante unos nuevos fármacos que prometen ser muy eficaces y que abren nuevas perspectivas en el tratamiento de la diabetes.

Insulinas

Hasta la fecha la insulina es el único tratamiento farmacológico de la diabetes tipo 1. En muchos casos de diabetes tipo 2 la insulina forma parte del tratamiento en combinación con fármacos orales o como único fármaco.

El descubrimiento de la insulina en 1923 ha constituido un antes y un después en la vida de las personas con diabetes tipo 1. Antes de su descubrimiento, los pacientes seguían dietas prácticamente de ayuno para sobrevivir poco tiempo. El inicio del tratamiento con insulina devuelve la vida al diabético. Así lo describen muchos de los pacientes: *Doctora, siento no haberle hecho caso antes. Lleva tres meses insistiéndome en que las pastillas no me controlan la diabetes y que la insulina es la solución. La verdad es que tenía pánico a la inyección de insulina. Pensaba que no sería capaz de pincharme. Creía que me haría daño y que mi organismo iba a reaccionar mal. Pero qué diferencia. No ha sido tan difícil. El pinchazo de insulina no me duele. La glucemia ha ido bajando. Ahora tengo valores menores de 200. Pero sobre todo es que me encuentro mucho mejor. Ya no me levanto por la noche a orinar. Aquella sed que tenía ha desaparecido. Tenía que haberle hecho caso mucho antes. Fíjese, estoy recuperando fuerzas que ya no tenía...* El cansancio, la fatiga, la pérdida de peso, la deshidratación... Todo eso va desapareciendo y de nuevo se experimenta la energía vital. No en vano, uno de los lemas del Día Mundial de la Diabetes fue «La insulina da vida».

No obstante, la insulina aparece como un tratamiento incómodo, molesto, incluso esclavizante. Pero, cuando la persona que requiere tratarse con insulina empieza a hacerlo, se da cuenta de que poco a poco va formando parte de su día a día, de sus rutinas y deja de ser una carga.

La insulina ha ido beneficiándose de avances incesantes en su formulación y su procesamiento con objeto de irse adaptando a las necesidades de las personas. Las primeras insulinas procedían de los páncreas del buey y del cerdo. Se trataba de una elaboración industrial muy importante. Al principio eran insulinas de corta duración que se tenían que administrar varias veces al día. En la década de 1950 apareció la insulina de acción más prolongada gracias a la adición de protamina y de zinc, la llamada insulina NPH, que seguimos uti-

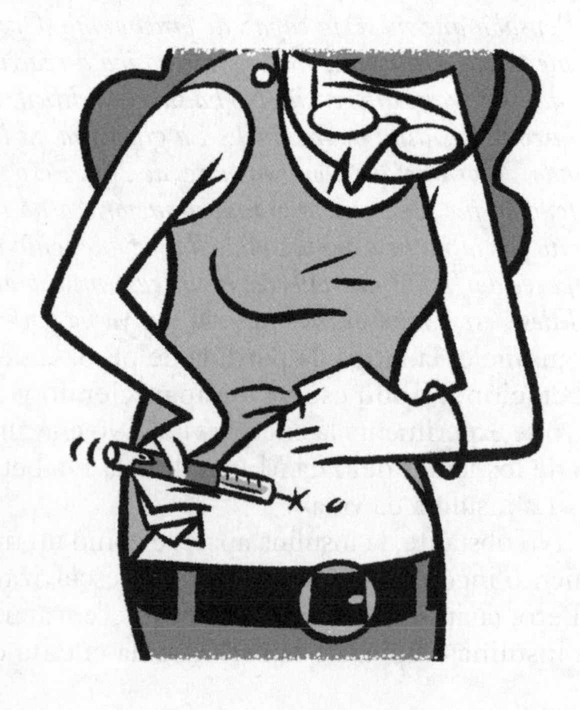

lizando en la actualidad aunque ya no de origen animal. Estas insulinas contenían trazas de otras sustancias existentes en el páncreas, no eran muy puras.

Mediante técnicas de separación de sustancias (cromatografía) se consiguieron insulinas más puras que conocemos como insulinas monocomponentes o insulinas de un solo pico.

Con la llegada de avances científicos en el área de la recombinación genética entramos en una nueva etapa de insulinas: se consiguió sintetizar la insulina humana y dejaron de fabricarse las insulinas de origen animal. En un tipo concreto de bacterias, *Escherichia coli*, se introduce el gen de la insulina humana. La bacteria sintetiza insulina que es purificada y luego se eliminan todas las sustancias que pueden acompañar a la insulina durante su aislamiento. También se emplea un tipo de levadura para introducir el gen de la insulina humana y así sintetizarla.

El último avance ha sido modificar la insulina humana para que cambie su absorción y su duración. Son los análogos de insulina humana. Este avance continúa y cada vez disponemos de nuevas insulinas que ofrecen diferentes ventajas.

Desde el descubrimiento de la insulina se han buscado nuevas vías de administración, diferentes de la subcutánea. Se probó la vía oral, la nasal, la anal y todas ellas fueron infructuosas. Durante años se ha probado la vía pulmonar sin que tuviera éxito hasta no hace mucho en que se han encontrado las características adecuadas para que la administración de insulina por inhalación sea eficaz. En breve dispondremos de insulinas inhaladas.

Insulinas humanas

En el momento actual disponemos de dos tipos de insulina humana: la insulina de acción rápida, humulina regular e insulina actrapid, y la insulina de acción intermedia NPH.

La insulina humana que clásicamente hemos llamado de acción rápida no lo es tanto, ya que tarda unos treinta minutos en comenzar a actuar tras ser pinchada. Se utiliza antes de la ingestión de alimentos para evitar la hiperglucemia posprandial. Pero cuando comemos aumenta rápidamente la glucemia, por eso esta insulina debe administrarse treinta minutos antes de comer. El efecto máximo de la insulina rápida es a las dos horas de pincharla y su acción hipoglucemiante dura un máximo de seis a ocho horas.

La insulina NPH comienza a realizar su efecto hipoglucemiante a una o dos horas de pincharla. No suele tener un pico de acción máxima, sino que alcanza una meseta que puede durar de cuatro a ocho horas y deja de actuar entre las doce y las diecisiete horas. Esta insulina se encuentra en una suspensión y debe ser mezclada muy bien (pero no agitarla) antes de usarla. Puede variar en su absorción y ello explica la variación que puede observarse en las glucemias de algunos pacientes tras administrarse insulina NPH. Esta insulina es muy útil si se administra por la noche antes de acostarse, ya que reduce la hiperglucemia que va apareciendo durante la noche y sobre todo al amanecer.

También disponemos de la mezcla de insulina rápida y NPH en la proporción del 30 por ciento de rápida; son las insulinas Mixtard 30 y Humulina 30/70. Esta insulina premezclada tiene sus ventajas, pues evita más pinchazos de insulina y cometer errores al mezclar con la jeringuilla las dos clases de insulina. Este tipo de mezcla del 30 por ciento de insulina rápida y 70 por ciento de insulina NPH suele cubrir bien las necesidades tras la ingestión de alimento y, además, cubre las necesidades de insulina de unas doce horas. Es un tratamiento que se adecua bien a diabéticos tipo 2 y suele administrarse en dos pinchazos: antes del desayuno y antes de la cena.

Análogos de insulina de acción rápida

El primer análogo que se comercializó fue la insulina lispro (insulina Humalog). Esta insulina procede del intercambio de dos aminoácidos de la cadena B de la insulina en la posición B28 y B29: la prolina se cambia por lisina y la lisina por prolina. Este pequeño cambio modifica sustancialmente una propiedad de la insulina humana que es su tendencia a conglomerarse formando exámeros (seis moléculas). La formación natural de exámeros de insulina retrasa su absorción tras ser administrada en el tejido subcutáneo, porque las moléculas se tienen que separar para ser absorbidas por el torrente sanguíneo. La insulina lispro no forma exámeros y se absorbe inmediatamente. Todas las demás propiedades de la insulina permanecen intactas.

El otro análogo de insulina humana de acción rápida es la insulina Aspart (insulina Novorapid). En este caso se sustituye un solo aminoácido, la prolina en la posición B28, por un residuo aspártico.

La insulina Humalog y la Novorapid tienen una cinética muy parecida: absorción casi inmediata, acción máxima a los treinta minutos y duración de cuatro a cinco horas.

Los análogos rápidos también se comercializan en mezclas prefijadas con insulina de acción intermedia. La insulina Humalog Mix 50 contiene un 50 por ciento del análogo rápido y un 50 por ciento del análogo NPH; la insulina Humalog Mix 25 contiene un 25 por ciento de Humalog y el 75 por ciento del análogo de acción intermedia, y la insulina Novomix 30 contiene un 30 por ciento de insulina Novorapid y un 70 por ciento del análogo intermedio.

Análogos de insulina de acción lenta

La insulina glargina, cuyo nombre comercial es insulina lantus, es una modificación de la insulina humana con varios cambios de aminoácidos que hacen que cuando se inyecta en el tejido subcutáneo se quede almacenada y se absorba de forma lenta y paulatina. Comienza a absorberse a las dos horas y dura unas veinticuatro. No tiene picos de máxima acción.

La insulina detemir, con el nombre insulina levemir, resulta de una modificación de la insulina humana en un aminoácido y la adición de un ácido graso. A través de este ácido graso ésta se une a la albúmina del tejido subcutáneo, se absorbe lentamente y en la circulación vuelve a unirse a la albúmina de la que se va soltando para hacer sus efectos. La insulina levemir comienza a actuar a la hora de su inyección, dura entre veinte y veinticuatro horas y no tiene picos de máxima acción.

Las insulinas lantus y levemir se consideran insulinas basales, pues indican la cobertura de las necesidades de insulina en los periodos del día distanciados de las comidas, es decir, por la noche y a las cuatro horas de haber comido. No sirven para cubrir las necesidades de insulina inmediatas a una comida. Tienen muy poca variabilidad en su acción y su administración tiene menos riesgo de hipoglucemia que la insulina NPH. En la tabla 10 se indica la cinética de las diferentes insulinas que se reflejan gráficamente en la figura.

Tabla 10. Comienzo de acción, máximo efecto y duración de las diferentes insulinas

Insulinas			
Farmacocinética			
Insulina	Comienzo	Pico	Duración
Regular	30-60 minutos	2-4 horas	6-8 horas
Lispro	5-15 minutos	1-2 horas	4-5 horas
Aspártico	5-15 minutos	1-2 horas	4-5 horas
NPH	1-2 horas	5-7 horas	13-18 horas
Glargina	1-2 horas	—	24 horas
Levemir	1-2 horas	—	24 horas

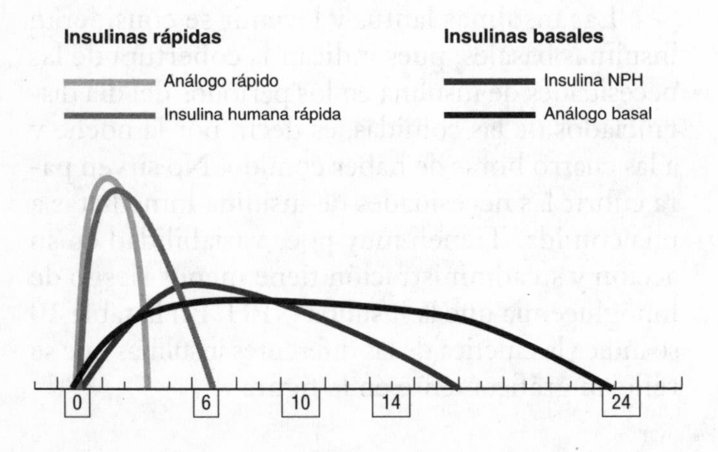

El tratamiento intensivo de la diabetes tipo 1

Se llama tratamiento intensivo aquel que contiene todas las medidas que disponemos para conseguir un control óptimo de la diabetes. Consiste en la administración de insulina tantas veces como sean necesarias para cubrir las necesidades de las comidas y fuera de ellas. Este tratamiento es variable y depende del horario de las comidas, su contenido en hidratos de carbono, el ejercicio físico, su duración, la intensidad y el momento del día. Es necesario realizar controles de glucemia antes de las comidas para ajustar la dosis de insulina, así como antes de acostarse para evitar la hipoglucemia nocturna. Es fundamental conocer la composición de los alimentos para dosificar la insulina según las raciones de hidratos de carbono.

Pero lo más importante es la observación. Cada persona responde de una manera a las comidas, al ejercicio y al estrés. Se debe a que la acción de la insulina no es constante, pues varía en función del ejercicio, el tipo de comidas, la adiposidad del individuo y la presencia o no de estrés. También hay que considerar que las comidas muy ricas en fibra enlentecen la absorción de la glucosa o que algunos pacientes tengan una digestión más rápida o más lenta. Además, aunque las nuevas insulinas varían poco en su absorción, a veces sí lo hacen. No es lo mismo pincharse en el abdomen o en los brazos. En ocasiones se abusa de la inyección en una zona concreta, porque se nota menos y quizá esta zona ya esté dura y la insulina no se absorbe bien.

El ejemplo más típico de la insulinoterapia intensiva es administrarse una insulina basal y tres bolos de insulina rápida, uno antes del desayuno, otro antes de la comida y el tercero antes de la cena. El momento de pincharse la insulina basal dependerá de las cifras de glucemia en ayunas y antes de las tres comidas principales, pero siempre deberá ser a la misma hora. Éste es el tratamiento llamado bolo-basal, que permite horarios flexibles de comidas y, además, se puede ajustar en cada momento.

Las bombas de insulina

Son sistemas de administración de insulina que responden al tratamiento bolo-basal. Constan de un dispositivo que contiene un depósito de insulina conectado a un pistón que avanza en respuesta a unas órdenes programadas en dicho dispositivo. El depósito de insulina es como una jeringa que se conecta a un catéter muy fino y de longitud variable acabado en una pequeña punta que se introduce debajo de la piel, en el tejido subcutáneo. El catéter queda fijo y debe retirarse a los tres días para cambiarlo por otro. La bomba de insulina tiene programas para administrar la insulina basal y los bolos. La insulina basal puede programarse hora a hora para cubrir el día completo y, además, permite programar diferentes basales para cubrir necesidades de distintos días. Los bolos también pueden programarse para que se administren rápidamente, de una vez o más despacio si la comida va a ser de varios platos. El tratamiento con bomba de insulina requiere aprender su uso y por supuesto realizar controles glucémicos frecuentes y aplicar los ajustes de la dosificación de insulina en función de comidas, ejercicio, etcétera, tal como hemos comentado en el apartado anterior del tratamiento intensivo.

La ventaja del tratamiento con bomba de insulina es que permite ajustes de insulina mucho más finos que los pinchazos múltiples. El mayor inconveniente es la obstrucción del catéter o la desprogramación del sistema; en ambos casos salta una alarma.

Dado que este sistema de administración de insulina utiliza insulinas rápidas como Humalog o Novorapid y no hay insulina depositada, el fallo de la bomba requiere administrarse inmediatamente insulina subcutánea hasta que se resuelva el problema.

Las principales indicaciones del tratamiento con bomba de insulina son:

1. Presencia de mal control metabólico a pesar de múltiples dosis de insulina con HbA1c ≥ 7 por ciento o ≥ 6,5 y evidencia de complicaciones micro o macrovasculares.
2. Existencia de una marcada variabilidad en los niveles de glucemia.
3. Existencia de diabetes inestable.
4. Presencia de «fenómeno del alba».
5. Presencia de hipoglucemias inadvertidas o frecuentes episodios de hipoglucemia grave.
6. Presencia de una marcada sensibilidad a la insulina (≤ 20 UI insulina/día).
7. Necesidad de flexibilidad de horarios laborales y comidas.
8. En fase de programación de embarazo o durante el mismo.

9. Pacientes con incapacidad de mejorar su control metabólico a pesar de usar múltiples dosis de insulina con el uso de los nuevos análogos de insulina de acción prolongada, como insulina glargina o insulina detemir.

Existen criterios de buen pronóstico de control glucémico con el uso de bombas de insulina relacionados con las características de los pacientes, como los siguientes:

1. Pacientes con motivación suficiente.
2. Implicación constatada en las normas de autocuidado.
3. Expectativas realistas en cuanto a la utilidad de la bomba de insulina.
4. Habilidades técnicas suficientes que le permitan el uso de este tipo de dispositivo.
5. Capacidad de aprendizaje.
6. Conocimiento de estrategias para poder afrontar situaciones adversas.
7. Disponibilidad de sistemas de apoyo gracias a profesionales integrados en grupos multidisciplinares.
8. Alto grado de madurez, ya sea del propio paciente o de los familiares directamente implicados en el manejo de la bomba de insulina.

No debe recurrirse a esta modalidad de tratamiento con bomba de insulina en:

1. Pacientes que tengan miedo excesivo a las agujas o catéteres.

2. Pacientes que tengan miedo o pudor a ser vistos con la bomba de insulina.
3. Pacientes que sean incapaces de revelar a los que le rodean que sufren de diabetes.
4. Pacientes que falten a revisiones médicas con cierta frecuencia o que cometan incumplimientos terapéuticos.
5. Pacientes con historia de depresión u otros problemas psiquiátricos.
6. Pacientes con trastornos de la conducta alimentaria (anorexia y/o bulimia).
7. Pacientes con incapacidad física para adquirir ciertas habilidades manuales.
8. Pacientes con incapacidad de aprendizaje en el manejo de la diabetes.
9. Pacientes con incapacidad para manejar las medidas básicas de la terapia insulínica intensiva.
10. Pacientes con historia de abuso de alcohol.
11. Pacientes con complicaciones crónicas en estadio muy avanzado con limitación física importante.

Sensores de glucosa

Uno de los grandes avances en el control de la diabetes se ha debido a la aparición de sistemas de medición de la glucosa capilar. A finales de la década de 1970 se inició este avance mediante sistemas aparatosos que utilizaban tiras reactivas que tardaban unos tres minutos en dar un resultado. Desde entonces las técnicas han ido avanzando, los aparatos se han reducido de tamaño y hoy tenemos multitud de medidores de glucosa que requieren una mínima cantidad de sangre y dan el resultado en segundos. Todas las personas con diabetes tipo 1, las mujeres con diabetes gestacional, así como muchas personas con diabetes tipo 2 o de otras causas usan habitualmente el medidor de glucosa para conocer sus glucemias y tomar las medidas adecuadas.

La medición de glucosa capilar es específica de glucosa, ya que utiliza unos reactivos químicos que sólo detectan glucosa. Esta reacción química produce unos cambios eléctricos detectados por un sensor que lo procesa y lo transforma en un valor cuantificable de glucosa. Según fueron avanzando las técnicas de medición de glucosa en sangre capilar con tiras reactivas se fueron planteando nuevas técnicas que pudieran medir la glucosa por diferentes procedimientos sin necesidad de pincharse. Se han desarrollado diversas técnicas que no han llegado al éxito esperado.

Uno de estos procedimientos es el utilizado por el llamado Gluco Watch. Se trata de un dispositivo parecido a un reloj que tiene una especie de parche que contacta con la piel de la muñeca. A través de ese parche se lanza un impulso eléctrico que hace que salga líquido del tejido sobre el que se apoya y en este líquido se analiza la glucosa en el mismo parche por el mismo procedimiento que lo hacen las tiras reactivas que conocemos. La lectura de la glucemia aparece en un visor del reloj. El Gluco Watch mide la glucosa con frecuencia y el paciente puede conocer al momento cómo está. Los problemas que han surgido con este detector de glucosa han sido variados; por una parte, se produce irritación de la piel con la que contacta el parche; por otra, si el individuo suda, no se produce bien el contacto entre la piel y el parche y quizá el mayor problema es que las hipoglucemias se detectan con retraso. Esto último se debe a que cuando la glucemia baja en la sangre también lo hace en el líquido que hay en los tejidos (líquido intersticial) pero más tarde: con una diferencia de unos cinco minutos.

Se han intentado otros procedimientos de medición de la glucosa que no requieran pincharse, como los rayos infrarrojos, pero hasta la fecha ninguno ha satisfecho los márgenes de seguridad y sensibilidad para ser utilizados.

En este momento disponemos de sistemas de medir la glucosa en el líquido intersticial mediante la inserción de una aguja, que contiene un sensor de glucosa, debajo de la piel y que está conectada a un dispositivo que almacena la información que va recibiendo y la muestra en un visor. También están ensayándose dispositivos que se implantan en el tejido subcutáneo y emiten señales que se recogen en otro dispositivo portátil para el almacenamiento y la visión de los datos. Estos sistemas permiten conocer la glucemia muy frecuentemente a lo largo de periodos de tiempo que van desde pocos días a tres meses. Estos sistemas se chequean con la glucemia capilar que conviene realizar varias veces al día.

Los sensores que monitorizan continuamente la glucosa permiten conocer las oscilaciones de la glucemia a lo largo del día, cosa que es prácticamente imposible con el sistema actual de medir las glucemias capilares. Muchos pacientes tienen perfiles glucémicos aceptables y, sin embargo, la hemoglobina glicosilada está elevada. Otros pacientes no experimentan los síntomas de hipoglucemia, sobre todo por la noche. Los sensores de glucosa almacenan toda la información que van teniendo sobre las glucemias para ser volcada en un ordenador. De esta forma se conoce con precisión el perfil completo de las glucemias. Los sensores disponen de alarmas que se pueden establecer a diferentes niveles de glucemia, tanto baja como alta.

De momento los sensores de glucosa se utilizan para modificar las pautas de insulina en los pacientes que presentan gran labilidad en sus cifras de glucemia, en los que tienen hipoglucemia no advertida, cuando se quiere intensificar el tratamiento insulínico, por ejemplo con la bomba de insulina, y en los pacientes que presentan hemoglobina glicosilada alta con perfiles glucémicos aceptables. Esperamos que estos sistemas de monitorización continua de glucosa sean más asequibles al bolsillo para que su uso pueda extenderse a la mayoría de los pacientes.

En el siguiente cuadro se representa un perfil de glucemia continuo. Se puede comprobar las variaciones tan intensas de la glucemia en pacientes con diabetes tipo 1. También se puede observar la variabilidad de la glucemia a la misma hora de días diferentes. Esto nos da una idea de lo difícil que es en algunos casos el tratamiento óptimo de la diabetes y cómo dejamos de advertir las grandes oscilaciones que puede tener la glucemia a lo largo del día. También refleja algunas diferencias observadas entre la medida de glucosa con estos sistemas y la obtenida con la glucemia capilar, sobre todo cuando se producen cambios rápidos de la glucemia, como tras la ingestión de alimentos o cuando la glucemia baja de forma brusca tras el ejercicio. Estas diferencias indican que incluso llevando un sistema de monitorización continua de glucosa es necesario seguir practicando glucemias capilares para detectar cambios rápidos de glucemia y para verificar los resultados del monitor continuo.

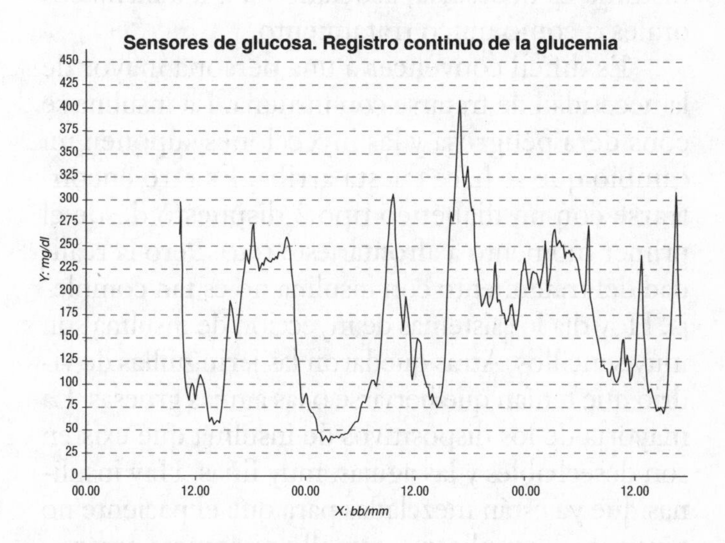

El tratamiento con insulina en la diabetes tipo 2

Muchos pacientes con diabetes tipo 2 necesitan insulina. A veces, en el momento del diagnóstico, la hiperglucemia es tan importante que la única forma de conseguir un control adecuado y evitar riesgos para el paciente es el tratamiento con insulina. En algunos casos, al cabo de un tiempo se puede suspender la insulina y sustituir por fármacos antidiabéticos orales. En otros casos la existencia de enfermedades hepáticas o de insuficiencia renal impide el uso de fármacos orales y debe utilizarse insulina. Pero muchos diabéticos dejan de tener un buen control según va pasando el tiempo y su reserva de secreción de insulina disminuye. Los tratamientos orales ya no son eficaces y la insulina es necesaria, asociándola a los fármacos orales o como único tratamiento.

Es difícil convencer a una persona mayor de la necesidad de tratarse con insulina. La insulina se considera peligrosa y las inyecciones suponen un cambio que se hace cuesta arriba. Es raro encontrarse con un diabético tipo 2 dispuesto desde el primer momento a afrontar este reto. Pero la realidad del tratamiento con insulina no es tan compleja. Hoy día los sistemas de inyección de insulina son muy sencillos. Atrás quedaron las jeringuillas de vidrio que tenían que hervirse o las agujas gruesas. La mayoría de los dispositivos de insulina que existen son desechables y las agujas, muy finas. Hay insulinas que ya están mezcladas para que el paciente no tenga que complicarse con ello ni cometa errores.

El control de la diabetes es imprescindible para asegurar una buena calidad de vida al paciente y la insulina es una herramienta muy buena. Cada vez más los médicos nos damos cuenta del error que supone retrasar el cambio del tratamiento en el diabético tipo 2. Por eso en las nuevas guías terapéuticas se insiste en no demorar más de tres meses el cambio de tratamiento si el control glucémico no se consigue.

La insulina se utiliza en la diabetes tipo 2 asociada a fármacos orales o como único tratamiento. Cuando un diabético tiene hiperglucemia antes del desayuno, la insulina de acción intermedia NPH o las insulinas basales lantus y levemir administradas por la noche resuelven muy bien el problema. En el caso de la insulina NPH es mejor administrarla al acostarse para evitar la hipoglucemia nocturna. Las otras dos insulinas que no tienen pico de máxima acción pueden administrarse antes de la cena. El tratamiento oral que tomaba el paciente se mantiene salvo las glitazonas, que deben suspenderse, ya que no está autorizada su combinación con insulina en nuestro país.

Cuando la hiperglucemia está presente durante todo el día, con aumentos importantes después de las comidas, se utiliza la insulina rápida junto con la insulina intermedia. A veces son suficientes dos inyecciones de mezcla de insulina, una antes del desayuno y otra antes de la cena. En otras ocasiones se necesitan tres inyecciones de insulina mezclada, una antes de cada comida principal. Finalmente algunos pacientes se benefician de múltiples dosis de insulina, pues se administran una insulina basal y tres bolos de insulina rápida, uno antes de cada comida. En todos estos casos de tratamiento con dos o más inyecciones de insulina se suele suspender el tratamiento oral, aunque en algunas ocasiones se puede mantener la metformina para reducir las necesidades de insulina.

Efectos secundarios de la insulina

El principal efecto secundario de la insulina es la hipoglucemia. En el capítulo que dedicamos a la hipoglucemia se explican las causas más frecuentes y el modo de tratarla y de prevenirla. No obstante, conviene recordar que si se inyecta insulina debe llevar consigo terrones o sobres de azúcar. Tampoco debe realizar deportes de riesgo si no tiene un entrenamiento muy especial. Cuando vaya a conducir, hágase un control de glucemia. Al acostarse tome un suplemento de alimento si la glucemia es menor de 130. En resumen, la hipoglucemia puede prevenirse.

Otro efecto secundario de la insulina es la ganancia de peso. Este efecto se debe a que la insulina es una hormona que favorece la acumulación de proteínas en el músculo, glucosa en los tejidos y grasa en el tejido adiposo. Las personas con diabetes y deficiencia de insulina, como sucede en la diabetes tipo 1 y en estados muy descompensados de diabetes tipo 2, pierden peso. Al iniciar el tratamiento con insulina se recupera el peso per-

Inyección insulina

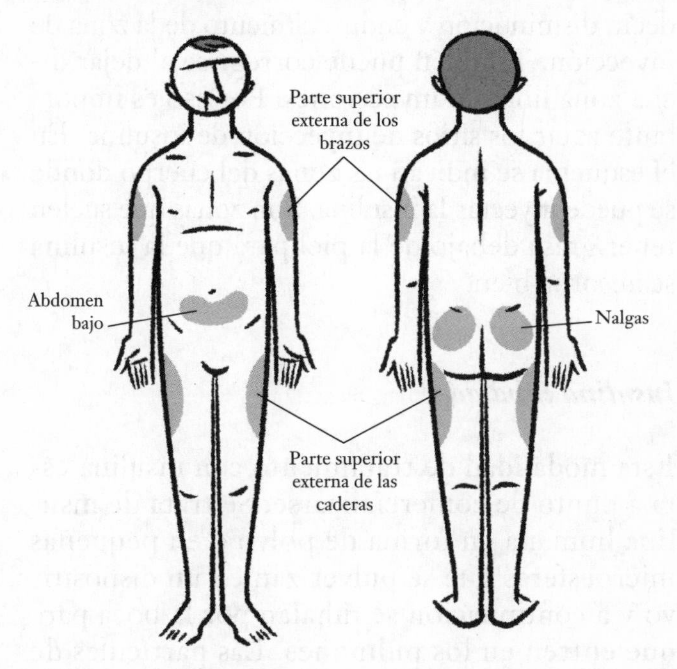

dido y en ocasiones se gana incluso más. Para evitarlo es importante mantener una dieta menos calórica y realizar más ejercicio.

A veces el inicio del tratamiento con insulina se asocia con retención de líquidos y pueden llegar a producirse edemas. Este efecto es transitorio y no debe alarmar.

Uno de los problemas relacionados con las inyecciones sucesivas de insulina en la misma zona es la aparición de un abultamiento en ese lugar. Se debe a un aumento del tejido subcutáneo, que suele desaparecer al cabo del tiempo de no inyectarse ahí. Otras veces puede suceder lo contrario, es decir, disminución y endurecimiento de la zona de inyección. También puede corregirse al dejar dicha zona libre de inyecciones. Por eso es importante rotar los sitios de inyección de insulina. En el esquema se indican las zonas del cuerpo donde se puede inyectar la insulina. Son zonas que suelen tener grasa debajo de la piel para que la insulina se absorba bien.

Insulina inhalada

Esta modalidad de tratamiento con insulina está a punto de comercializarse. Se trata de insulina humana en forma de polvo o en pequeñas microesferas que se pulverizan en un dispositivo y a continuación se inhalan por la boca para que entren en los pulmones. Las partículas de insulina llegan a los terminales respiratorios llamados alvéolos, donde pasan a la circulación. Una parte importante de la insulina inhalada no llega a los alvéolos: se queda en la boca y parte alta de los conductos respiratorios y se destruye. La insulina que se absorbe actúa del mismo modo que la insulina inyectada. La absorción es rápida, su efecto también es rápido, con un efecto máximo a los 30 minutos y la duración varía entre cuatro y seis horas. Este tipo de administración de insulina es muy útil antes de las comidas, pero no parece cubrir las necesidades basales de insulina.

Las personas que tienen problemas respiratorios, como enfisema o bronquitis crónica, absorben mal la insulina inhalada y de momento no va a estar indicada para ellas. Tampoco se va a indicar este tipo de insulina para los fumadores, ya que se ha observado que la absorción pulmonar de insulina es poco predecible. Deben abandonar el tabaco al menos seis meses para poder iniciar este tratamiento. Las personas que padecen crisis de asma no deberán de momento utilizar esta vía de tratamiento hasta que se compruebe su eficacia y la ausencia de efectos secundarios.

La función pulmonar debe vigilarse durante el tratamiento con insulina inhalada por precaución. No parece que se deteriore en los estudios controlados que se han hecho hasta la fecha. En los estudios que se han realizado se ha encontrado un aumento de anticuerpos contra la insulina que se estabilizan con el tiempo. No parece que la presencia de estos anticuerpos ocasione problemas al paciente. De hecho, con las primeras insulinas que se utilizaron, las de origen animal y las poco purificadas, la presencia de anticuerpos contra la insulina era una observación frecuente que no reducía el efecto de la insulina ni originaba otros problemas.

El campo de estudio de la insulina inhalada está abriéndose a nuevas formulaciones de excipientes y a nuevos dispositivos que posiblemente modifiquen en poco tiempo el modo de tratar la diabetes.

Capítulo X

Trasplante de páncreas y de islotes pancreáticos. Células madre

Como ya se ha explicado anteriormente, la diabetes tipo 1 se debe a la destrucción selectiva de las células productoras de insulina que se encuentran en el páncreas. El páncreas es un órgano complejo situado en la parte media y posterior del abdomen. Está compuesto por pequeños canales recubiertos de células que producen muchas sustancias necesarias para la digestión de los alimentos. Estas sustancias son enzimas que van a convertir moléculas grandes de los alimentos en moléculas pequeñas que pueden entrar a través del tubo digestivo a la sangre. Algunas de estas enzimas son la lipasa, que se encarga de digerir las grasas; la amilasa, que digiere los hidratos de carbono del almidón, y las proteasas, que digieren las proteínas y las transforman en aminoácidos. Todos estos pequeños canales, llamados conductos acinares, confluyen en otros mayores hasta un conducto central que desemboca en el intestino delgado.

Entre los conductos acinares se encuentran los islotes pancreáticos. Estos islotes se componen de diferentes células, las mayoritarias son las células beta productoras de insulina. En menor cuantía están las células alfa secretoras de glucagón. Los otros dos tipos de células son las células delta secretoras de somatostatina y las células secretoras de polipéptido pancreático. Los islotes pancreáticos se encuentran distribuidos a lo largo del páncreas y son una pequeña parte del páncreas; aproximadamente un 2 por ciento de las células de este órgano.

TRASPLANTE DE PÁNCREAS

El trasplante de páncreas es una excelente opción terapéutica en determinados pacientes con diabetes tipo 1. Cuando el trasplante tiene éxito, se consigue el control de la hemoglobina glicosilada, de la nefropatía, de la neuropatía, de las complicaciones de los grandes vasos y de la calidad de vida.

Pero el trasplante de páncreas no es una empresa fácil. Esto se refleja en los pocos trasplantes de este órgano que se realizan en comparación con el de otros. Esta técnica se inició en 1966, pero no tuvo mucho éxito hasta la introducción de nuevas técnicas quirúrgicas, mejores tratamientos inmunosupresores y mejor selección de los pacientes receptores del trasplante. Ha ido aumentando a lo largo de los años y en el registro internacional de trasplantes de páncreas se recogen un total de

20.000 realizados hasta el año 2002. En nuestro país se realizan pocos, comparado con el de otros órganos; en concreto se hicieron 74 trasplantes de páncreas en el año 2003 y otros 74 en 2004.

La supervivencia del órgano trasplantado se define como la no necesidad de tratamiento con insulina, niveles normales de glucosa en ayunas y valores de HbA1c normales o muy ligeramente elevados.

La supervivencia del trasplante al año varía según se realice conjuntamente con el trasplante de riñón o se realice después del trasplante de riñón o si sólo se trasplanta el páncreas. El mejor resultado se obtiene con el doble trasplante simultáneo, riñón y páncreas, y alcanza el 95 por

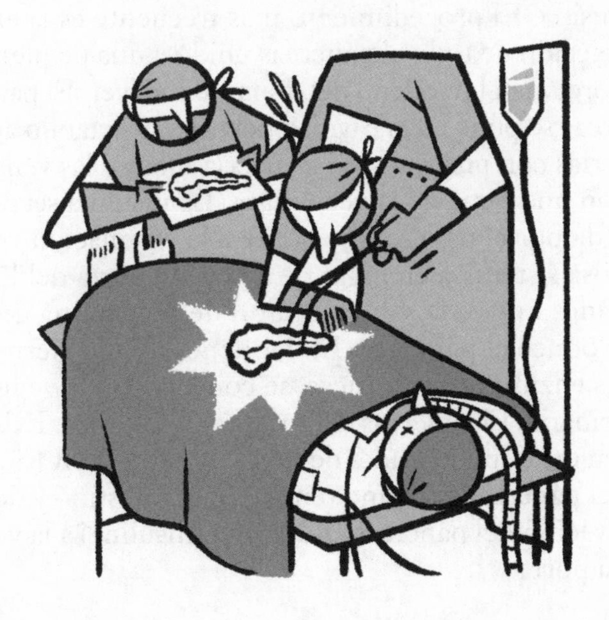

ciento de éxito; el trasplante sólo de páncreas tiene una supervivencia al año de un 76 por ciento y cuando se trasplanta después del de riñón es de un 74 por ciento. La supervivencia global del trasplante de páncreas es alrededor del 70 por ciento a los cinco años, similar al trasplante de otros órganos.

El páncreas es un órgano muy sensible y cuando se extrae de un cadáver para trasplantarlo necesita unos cuidados muy especiales para que no se dañe. La extracción del órgano del donante y la implantación en la persona receptora deben ser rápidas. La técnica del trasplante de páncreas ha ido mejorando a lo largo de los años. Independientemente de si se trasplanta o no un riñón al mismo tiempo, la técnica del trasplante de páncreas es la misma. El procedimiento más frecuente es la extracción de todo el páncreas unido a una pequeña porción del duodeno del donante cadáver. El páncreas se pone en la cavidad pélvica conectando arterias con una rama de la arteria ilíaca y las venas con una rama de la vena ilíaca. La insulina secretada por el páncreas se vierte a la circulación venosa sistémica en lugar de a la vena porta del hígado, que es la salida natural de la insulina que produce el páncreas. El duodeno, donde vierten las enzimas pancreáticas, se conecta con la vejiga urinaria. El páncreas del receptor no se toca. Existen otras modalidades de trasplante con derivación del páncreas exocrino (enzimas) al intestino y derivación del páncreas endocrino (insulina) a la vena porta.

El trasplante de páncreas está principalmente indicado en pacientes con diabetes tipo 1. Pero como cualquier otro trasplante de órgano necesita un tratamiento de por vida para evitar el rechazo mediante fármacos que producen tolerancia del organismo a un tejido que procede de otro individuo. El tratamiento para evitar el rechazo llamado inmunosupresor no está exento de riesgos.

Las personas con diabetes tipo 1 con insuficiencia renal terminal en programa de diálisis son las candidatas a doble trasplante: renal y de páncreas. Los objetivos son restaurar la secreción de insulina regulada por la glucosa, detener la progresión de las complicaciones de la diabetes, proteger el riñón trasplantado de la hiperglucemia y mejorar la calidad de vida. El tratamiento inmunosupresor sirve para evitar el rechazo de los dos órganos. Los resultados del doble trasplante son muy buenos en manos de equipos médico-quirúrgicos expertos.

Las indicaciones del trasplante simultáneo de riñón-páncreas son:

- Enfermos con insuficiencia renal crónica por diabetes tipo 1.
- Menores de 50 años. En pacientes mayores se realiza una valoración individual.
- Ausencia de enfermedad vascular periférica y coronaria severa.
- Ausencia de neuropatía motora o autonómica invalidante.
- Criterios habituales para trasplante renal.

- Ausencia de trastornos psiquiátricos o psicológicos severos.

Existen algunas contraindicaciones relativas del trasplante simultáneo de riñón-páncreas que deben valorarse de forma individual:

- Pacientes menores de 18 y mayores de 50 años.
- Hemorragia retiniana reciente.
- Fumador activo.
- Obesidad con IMC ≥ 30.
- Anticuerpos citotóxicos circulantes > 25 por ciento requiere la selección de un donante más idóneo.
- Serología VHC y VHB positivas.

Generalmente se realiza el trasplante simultáneo del páncreas y del riñón. Pero también se puede realizar primero el trasplante renal y posteriormente el de páncreas en pacientes bien seleccionados que tengan:

- Diabetes mellitus tipo 1.
- Trasplante renal previo de donante vivo o donante cadáver.
- Diabetes inestable o mal control metabólico (HbA1c > 8 por ciento).
- Empeoramiento de las lesiones crónicas a pesar del tratamiento óptimo y tras los ajustes de la inmunosupresión.
- Tolerancia al aumento de la inmunosupresión para el trasplante de páncreas después del renal.
- Fallo del injerto pancreático después de un trasplante de riñón-páncreas.

- Función estable del injerto renal en todo los casos (aclaramiento de creatinina > 40 ml/min).

Las indicaciones de trasplante de páncreas aislado se reservan para pacientes con diabetes tipo 1 sin insuficiencia renal. Se requiere un aclaramiento de creatinina mayor de 60 ml/min y una proteinuria menor de 2 g/24 h. Los criterios de inclusión son:

- Complicaciones metabólicas frecuentes (hipoglucemia, hiperglucemia, cetoacidosis) que requieren atención médica.
- Hipoglucemias severas, no detectadas, que amenazan la vida.
- Problemas clínicos y emocionales con la insulinoterapia que resultan incapacitantes.
- Fallo consistente de la insulinoterapia para prevenir las complicaciones agudas.
- Niveles de péptido C < 0,48 ng/ml.

TRASPLANTE DE ISLOTES PANCREÁTICOS

Los islotes del páncreas pueden aislarse mediante técnicas complejas. Se separan del resto del tejido pancreático y tras su purificación se pueden inyectar en el hígado a través de la vena porta. Para que el trasplante de islotes sea eficaz, es decir, que el diabético pueda prescindir del tratamiento con insulina, es necesario inyectar suficiente cantidad de islotes, unos 500.000 o más islotes. Para ello es necesario procesar más de un páncreas de cadáver.

Los resultados del trasplante de islotes no han sido tan espectaculares como se esperaba. A partir del año 2000 se estableció un protocolo para realizar trasplantes de islotes, que incluía el modo de aislamiento, la cantidad de islotes administrada y la preparación del paciente para no rechazar los islotes, así como para asegurar el buen funcionamiento de los mismos. Se trata del protocolo de Edmonton. Siguiendo lo estipulado en él se comprobó una duración media de quince meses de ausencia de necesidades de insulina y un 10 por ciento de los pacientes trasplantados seguían sin insulina a los cinco años del trasplante. Aunque el éxito no era alto, destaca que el 80 por ciento de los pacientes mantuvieran cierta capacidad de secreción de insulina, requirieran mucha menos insulina que la que necesitaban antes del trasplante y tuvieran menos oscilaciones glucémicas.

Pero recientemente se han descrito efectos adversos derivados del tratamiento inmunosupresor utilizado en el protocolo del trasplante de islotes, por lo que nos encontramos en un periodo de espera a nuevos tratamientos menos tóxicos. El tratamiento inmunosupresor es necesario para no rechazar los islotes, pero el riesgo de toxicidad es alto.

En el momento actual el trasplante de islotes sólo se recomienda como un procedimiento que ha de realizarse en el contexto de estudios de investigación controlados. Los criterios de inclusión para el trasplante de islotes pancreáticos son:

- Entre 18 y 65 años.
- Complicaciones metabólicas frecuentes (hiperglucemia, hipoglucemia, cetoacidosis) que requieren atención médica, de tal manera que se considere que el riesgo de la diabetes no controlada sea mayor que el del trasplante de islotes en términos de supervivencia del enfermo, así como su calidad de vida.
- Hipoglucemia severa, no detectada, que amenaza la vida.
- Problemas clínicos y emocionales con la insulinoterapia que resultan incapacitantes.
- Fallo evidente y consistente de la insulinoterapia para prevenir las complicaciones.
- Niveles de péptido C < 0,5 ng/ml.
- Índice de masa corporal < 28.
- Buena función renal con aclaramiento de creatinina > 70 ml/min/1,73 m^2.

Por el contrario, las contraindicaciones del trasplante de islotes pancreáticos son:

- Presencia de complicaciones cardiovasculares mayores: cardiopatía isquémica no corregible, vasculopatia periférica sintomática (amputación, claudicación intermitente) y disfunción ventricular izquierda (fracción de eyección < 30 por ciento).
- Consumo de alcohol o de otras sustancias de abuso, incluyendo el tabaco (se requiere abstinencia al menos en los últimos seis meses).
- Infecciones activas (hepatitis B y C, VIH, etcétera) por la inmunosupresion.

- Presencia de neoplasia en los cinco años previos al trasplante.
- Enfermedad hepática o anomalías hepáticas (por ejemplo, hipertensión portal detectada por control ecográfico).
- Presencia de neuropatía motora o autonómica incapacitante.
- Presencia de leucopenia $< 3.000/\text{mm}^3$ o plaquetopenia $< 100.000/\text{mm}^3$.
- Disfunción renal (aclaramiento de creatinina < 60 ml/min o macroalbuminuria) excepto si fuera realizado conjuntamente con el trasplante renal.
- En las mujeres, un test de embarazo positivo, intención de embarazo o ausencia de compromiso para usar un método anticonceptivo eficaz.
- Requerimiento diario de insulina $> 0{,}7$ U/kg/día.
- HbA1c > 12 por ciento.
- Hiperlipidemia no controlada.
- Obesidad.

QUÉ PASA CON LAS CÉLULAS MADRE. FANTASÍA O FUTURO

Debido a la dificultad para obtener islotes pancreáticos, el tratamiento con células madre o células totipotenciales surge como línea de investigación prometedora.

Las células madre tienen gran capacidad de reproducirse y especializarse en diferentes células para formar tejidos y órganos. Hay dos tipos de células madre:

- Embrionarias: proceden de las fases iniciales de la formación del embrión en los primeros catorce días.
- Adultas: son células que se encuentran en algunos tejidos (médula de los huesos, hígado, el propio páncreas...) después del nacimiento. Tienen gran capacidad de multiplicarse y son necesarias para la regeneración de los tejidos.

La investigación con células madre, encaminada a *curar* la diabetes tipo 1, utiliza técnicas muy complejas de laboratorio mediante las cuales se induce la diferenciación y la especialización de las células madre en células productoras de insulina, similares a las que existen en el páncreas.

Los estudios con células madre en diabetes están actualmente en fase de experimentación animal y, por tanto, estamos aún muy lejos de que sea una posibilidad cercana para tratar esta enfermedad sin olvidar que los elementos de seguridad (en algunas enfermedades el uso de células madre para la curación ha inducido la aparición de tumores) con el uso de estas células deben ser tan importantes y complejos que introducen necesariamente un ritmo más lento en el curso de una investigación tan interesante.

Capítulo XI

Importancia de la alimentación y la nutrición para el control de la diabetes

La alimentación, enormemente influyente en el metabolismo humano, es sin duda uno de los instrumentos más poderosos pero peor utilizados en el manejo de un gran número de enfermedades, entre las que se encuentra la diabetes.

¿Por qué es potencialmente tan influyente? Porque la insulina es una hormona imprescindible en el metabolismo y la utilización de los tres nutrientes calóricos: proteínas, grasas y carbohidratos. Es necesaria para su utilización, síntesis, degradación y metabolismo. Cuando la insulina es deficitaria (diabetes tipo 1) o anómala en su funcionamiento (diabetes tipo 2), se ve afectado profundamente el metabolismo llamado intermediario, es decir, el conjunto de procesos con los tres nutrientes energéticos citados. Además, algunas complicaciones de la diabetes también alteran procesos de la digestión, la utilización o el metabolismo de los nutrientes. La alimentación es la que nos proporciona dichos nutrientes y es un hecho cotidiano, puesto que la repetimos varias veces al día. Los alimentos que escojamos, la mezcla, el momento, la forma de cocinado, etcétera van a influir en los niveles de glucosa en sangre y en cómo repercuta en la enfermedad y su tratamiento en el metabolismo tanto de la glucosa, como de los otros nutrientes.

En realidad, por falta de conocimientos teóricos y prácticos, se hace poco uso de la alimentación y de la nutrición como tratamiento para la diabetes. Es necesario que la persona que padece diabetes conozca muy bien los alimentos; cómo se agrupan en función de su contenido en nutrientes: proteínas, grasas y carbohidratos; los tipos de carbohidratos; las normas de alimentación equilibrada y suficiente..., y con ese conocimiento *encaje* el puzzle de su tratamiento, dieta + ejercicio + fármacos (o insulina), para la situación concreta de su enfermedad y las diferentes circunstancias de la vida.

Aunque parece complicado, una vez familiarizados con los alimentos básicos, tras haber aprendido a *leer* las etiquetas y haber conocido el reparto adecuado a su tratamiento, ya es sencillo y muy gratificante poder controlar ese aspecto tan vital de la vida como es comer. La monitorización frecuente de los niveles de glucemia en sangre permite conocer con toda precisión la influencia que los alimentos concretos, como cualquier aspecto de la vida, ejercen sobre los niveles de glucemia. Todos los diabéticos se beneficiarían de aprender nutrición a fondo. La educación diabetológica dedica mucho tiempo a este aspecto y aquí no queremos dejar de aportar una visión general.

Los objetivos de un plan alimentario para un diabético son:

1. Ser nutricionalmente completo, es decir, aportar la energía, los nutrientes energéticos, las vitaminas y los minerales necesarios para el mantenimiento de la salud en cada etapa de la vida.
2. Ayudar a mantenerse en el peso adecuado.
3. Contribuir a normalizar los niveles de glucemia.
4. Atenuar el riesgo cardiovascular (niveles de lípidos y tensión arterial).
5. Mejorar el curso de las complicaciones de la diabetes si existieran (fallo renal, por ejemplo).

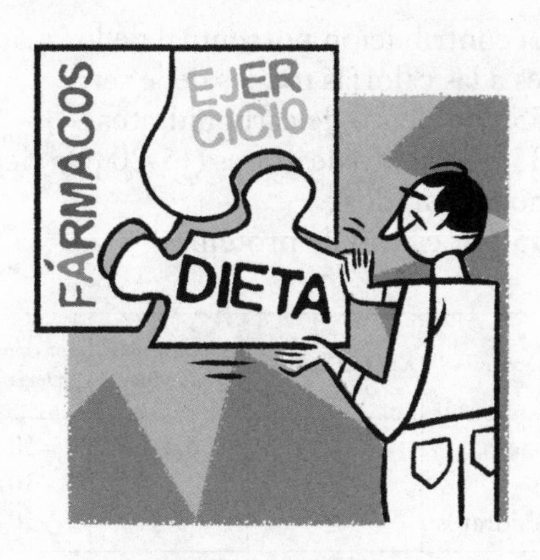

Como puede comprenderse, no existe una dieta que sirva para todos los diabéticos, sino que el plan alimentario, para que cumpla los objetivos, será distinto según el tipo de diabetes, el estado nutricional del diabético, los fármacos o la insulina que reciba, y las complicaciones existentes.

Los nutrientes son todas las sustancias contenidas en los alimentos y que son necesarias para vivir y mantenernos saludables. Nutrientes esenciales son aquellos que el organismo no puede sintetizar (a partir de otros) y, por tanto, depende absolutamente de su ingesta en los alimentos.

Los nutrientes que aportan energía son los llamados macronutrientes y son:

- las proteínas
- la grasa
- los carbohidratos

La contribución porcentual de los macronutrientes a las calorías totales debe ser:

- 50-55 por ciento de carbohidratos
- 30-35 por ciento de grasas (15-20 por ciento de monoinsaturados)
- 10-15 por ciento de proteínas

Macronutrientes	kcal que aportan	Necesidades (g/kg/día)	por ciento sobre calorías totales
Proteínas	4	0,8-1	10-15
Grasas	9	1	30-35
Carbohidratos	4	3-5	50-55

La cantidad de calorías que necesita un diabético evidentemente depende de muchos factores: edad, sexo, tipo de vida, etcétera, pero un factor muy importante es la presencia o no de sobrepeso. En este punto conviene recordar cómo se mide el sobrepeso y la obesidad: con el llamado Índice de Masa Corporal (IMC), que resulta de dividir el peso en kilogramos entre el cuadrado de la estatura, medida en metros.

Con un ejemplo será más sencillo:

Diabético de 40 años que mide 1,79 m y pesa 85 kg.
Su IMC será: $85 / (1{,}79)^2$; es decir, 27.
Según la clasificación de la Sociedad Española para el Estudio de la Obesidad, esta persona tiene sobrepeso.

Tabla 11. Clasificación del estado nutricional según el IMC (SEEDO 2000)

Clasificación	IMC
Delgadez o desnutrición calórica	< 18,5
Normal (normopeso)	18,5-24,9
Sobrenutrición	≥ 25
Sobrepeso grado 1	25-26,9
Sobrepeso grado 2	27-29,9
Obesidad grado I	30-34,9
Obesidad grado II	35-39,9
Obesidad grado III	≥ 40

El sobrepeso o la obesidad conllevan una reducción en la esperanza media de vida de la población, que parece ser aún mayor en diabéticos. Por tanto, uno de los objetivos fundamentales en la dieta es contribuir a recuperar un peso adecuado. El total de calorías que necesita una persona con diabetes no es diferente de alguien que no padezca la enfermedad, y está en función de si su situación es de normopeso o de sobrepeso.

En las personas diabéticas con normopeso (IMC 19-25) el aporte calórico total estará entre 30-35 kcal/kg peso dependiendo de la edad, el sexo y la actividad física.

Por tanto, en adultos con IMC > 25 se reducirá la ingesta diaria promedio 250 kcal/día y, si IMC > 30, unas 500 kcal/día para lograr disminuir peso. Esto equivale a multiplicar 20 a 25 kilocalorías por el peso real.

Si volvemos a nuestro ejemplo, el varón con diabetes, con una vida moderadamente sedentaria, le convendría reducir su aporte calórico a 23 x 85 = 1.950 kcal/día para perder el sobrepeso graso. Esta cantidad calórica, que parece elevada, pues instintivamente asociamos obesidad o sobrepeso a dietas más restrictivas de 1.000 a 1.500 calorías, es, sin embargo, la más adecuada para ser mantenida de por vida, pues logra una pérdida suave de grasa pero mantiene el tejido muscular intacto.

PROTEÍNAS, GRASAS, HIDRATOS DE CARBONO, VITAMINAS Y MINERALES

Una vez conocidas las calorías, es decir, el aporte energético adecuado, hay que repartirlo entre los tres nutrientes energéticos o principios inmediatos: proteínas, grasas y carbohidratos.

Las *proteínas* constituyen nuestra estructura y son, por tanto, imprescindibles para el crecimiento y las distintas reacciones químicas del metabolismo.

Cuando no hay afectación renal por la diabetes, la cantidad recomendada de proteínas es de 0,8-1 g/kg peso/día, lo que supone entre el 10-15 por ciento de las calorías.

La *grasa* constituye el nutriente energético por excelencia (1 gramo de grasa aporta 9 kcal frente a las 4 kcal de las proteínas y los carbohidratos). Además suministra los ácidos grasos esenciales y proporciona al organismo las vitaminas liposolubles: A, D, E y K. Su ingesta es imprescindible, aunque el exceso de su aporte, sobre todo de grasa saturada (como ocurre en la alimentación habitual de los países desarrollados), es perjudicial para la salud.

Según el grado de insaturación (dobles enlaces) de estos ácidos grasos y la longitud de su cadena (número de átomos de carbono), los ácidos grasos de la alimentación presentarán diferentes propiedades:

- Los ácidos grasos saturados (sin dobles enlaces). Todas las grasas de origen animal son ricas en ellos, lo que les confiere la consistencia sólida, pero algunas grasas vegetales, como la de coco y palmiste también lo son.
- Los ácidos grasos poliinsaturados (varios dobles enlaces en su cadena) de los alimentos pertenecen fundamentalmente a dos series:
  — Omega 6 (cuando el primer doble enlace está en la sexta posición), cuyo principal repre-

sentante es el ácido linoleico (esencial), que se encuentra en los aceites de semillas. Su consumo puede disminuir los niveles de colesterol total si sustituye a la grasa saturada. Los dobles enlaces pueden oxidarse (enranciarse) y también saturarse en presencia de hidrógeno y un catalizador, por lo que cambia su configuración a trans. Por mecanismo de saturación se obtienen las margarinas.

— Omega 3: los pescados, principalmente los azules, tienen ácidos grasos poliinsaturados esenciales Omega 3. Los representantes más abundantes de esta serie son el linolénico, el DHA y el EPA. Contribuyen a reducir los niveles de triglicéridos y poseen una acción antiagregante y vasodilatadora.

El consumo de los ácidos grasos poliinsaturados presentes en aceites de semillas, frutos secos y pescados azules se ha demostrado beneficioso (sobre todo cuando sustituyen a grasa saturada) en la prevención de la arteriosclerosis, pero su exceso (sobre todo cuando se aportan suplementos farmacológicos a altas dosis) puede tener efectos secundarios perjudiciales, como el de favorecer los fenómenos de oxidación celular que subyacen a acontecimientos como el envejecimiento, la arteriosclerosis, e incluso la predisposición al cáncer.

- El ácido graso monoinsaturado (un solo doble enlace) más abundante es el ácido oleico, presente en el aceite de oliva, el aguacate y las aceitunas, y en menores cantidades en otros alimentos como el huevo y la carne de cerdo. El aceite de oliva ejerce modificaciones muy interesantes en el perfil lipídico: disminución del colesterol LDL con mantenimiento y/o ascenso del HDL, disminución de la oxidabilidad de las partículas lipoproteicas y disminución de la agregabilidad. Resiste temperaturas más elevadas sin alterar su composición y, en consecuencia, es el más indicado para cocinar y sobre todo freír.

La influencia de las calorías totales y el tipo de ácido graso sobre el perfil lipídico se resumen en la tabla 12:

Tabla 12. Influencia de distintos componentes de la alimentación sobre los lípidos sanguíneos

	Colesterol total y colesterol LDL	Triglicéridos	Colesterol HDL
Grasa total	↑	↑	↓
Colesterol	↑	=	↓
Grasa saturada	↑	↑	↓
Grasamonoinsaturada	↓	↓	= o ↑
Grasa poliinsaturada	↓	↓	= o ↑
Exceso de calorías	↑	↑	↓

Los *carbohidratos* tienen una función fundamental: aportan la energía de más fácil utilización. Por eso las recomendaciones de dieta equilibrada apuntan a que la mitad de las calorías de la alimentación procedan de este principio inmediato. Este consejo se mantiene para la persona con diabetes, aunque hay que hacer algunas matizaciones respecto del tipo de carbohidrato. Existen dos tipos de carbohidratos en los alimentos:

- Simples: son los mono y disacáridos de sabor dulce y de rápida absorción intestinal. Los azúcares refinados no deben representar más del 10 por ciento del total energético: glucosa, fructosa, sacarosa... Este tipo de azúcares de absorción rápida es ideal para los momentos de hipoglucemia.

  Un consumo excesivo de hidratos de carbono y sobre todo de azúcares simples favorece la obesidad, ya que el exceso de azúcar se transforma en grasas y se almacena en las células del tejido adiposo de reserva.
- Complejos: son los polisacáridos de sabor escasamente dulce y de absorción intestinal más lenta. El almidón es el más abundante y presente en cereales, tubérculos, vegetales y legumbres.

Se conoce a las *vitaminas* y los *minerales* como micronutrientes. No tienen una función energética, pero son imprescindibles para la vida porque intervienen en multitud de procesos celulares. Existen dos tipos de vitaminas:

- Hidrosolubles: ocho vitaminas del grupo B y vitamina C.
- Liposolubles: vitaminas A, D, E y K.

No existe justificación para la prescripción rutinaria de suplementos vitamínicos y minerales en la mayoría de los diabéticos. Sin embargo, es aconsejable monitorizar sus niveles cada dos o tres años y recibir algún tipo de consejo nutricional para detectar precozmente los posibles déficits, así como proporcionar consejos para evitarlos.

Algunas vitaminas y minerales poseen una función antioxidante (tocoferol o vitamina E, vitamina C, carotenoides de la familia de la vitamina A y flavonoides). El fin de estos antioxidantes es reducir el estrés oxidativo asociado a hiperglucemia y relacionado con las complicaciones macrovasculares. Se recomienda en la población general y en especial en los diabéticos la ingesta de alimentos que contengan de forma natural cantidades significativas de antioxidantes como la fruta y la verdura. Sin embargo, no existe justificación actualmente para la suplementación farmacológica de rutina.

Necesitamos entre dieciocho y veinte minerales. Son los siguientes: calcio, fósforo, magnesio, hierro, manganeso, zinc, cobre, cobalto, cromo, molibdeno, yodo, flúor, sodio, potasio, cloro, azufre, selenio, níquel, estaño y silicio. De todos ellos, los más importantes para el diabético son el cromo, el zinc y el magnesio, que pueden ser deficitarios en algún diabético.

La fibra

La fibra se describe, en general, como aquella parte de las plantas que no es digerida por el intestino humano por falta de enzimas digestivas específicas. Se puede clasificar en dos grupos:

- Fibra insoluble: celulosa, lignina y algunas hemicelulosas. Se encuentran en cereales integrales, el centeno y los productos derivados del arroz.
- Fibra soluble: hemicelulosas, pectinas, gomas de exudados, gomas de semillas, derivados de algas y derivados químicos de la celulosa. Se encuentran en frutas (pectina) y en legumbres y cereales que contienen betaglucano, como cebada y avena. Aumenta el peso de las heces y mejora el tránsito intestinal.

La fibra soluble aumenta la viscosidad del bolo alimenticio y el tiempo de vaciado gástrico (favorece la saciedad). También incrementa el tiempo de tránsito intestinal. Es fermentada por las bacterias del colon y produce ácidos grasos de cadena corta de gran valor para la salud del colon. Pero la acción específica de interés para el control de la glucosa, especialmente en el periodo de después de las comidas, lo que en medicina se llama posprandial, es que la fibra soluble retrasa la absorción de glucosa y disminuye la hiperglucemia posprandial.

CLASIFICACIÓN DE LOS ALIMENTOS Y SU FUNCIÓN (CÓMO RECONOCER LOS NUTRIENTES EN LOS ALIMENTOS)

Para realizar una dieta equilibrada que contenga los macro y micronutrientes en las cantidades adecuadas es imprescindible conocer los alimentos, que son los que los contienen.

No encontramos proteínas, carbohidratos, vitaminas y minerales en los estantes del supermercado, sino que lo que se nos ofrece es alimentos en los que están contenidos. De ahí la utilidad de conocerlos y clasificarlos en función de su componente principal, porque no existen apenas alimentos constituidos por un solo nutriente en estado puro.

Esa clasificación debe agrupar los alimentos que comparten funciones y aportan cantidades similares de nutrientes. La más aceptada para la población general es la que se instauró en España desde el programa de Educación en la Alimentación y la Nutrición (EDALNU) en la década de 1960 y que ha sido adaptada para la población con diabetes:

Grupo 1. Lácteos y derivados: quesos frescos y yogur.

Grupo 2. Alimentos proteicos: carne, huevos y pescado, queso curado y frutos secos.

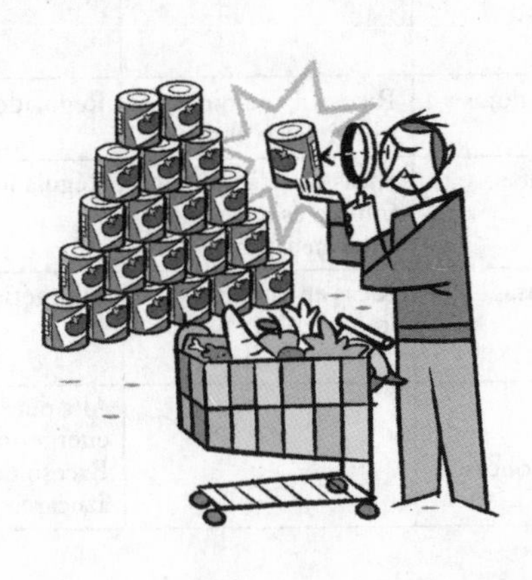

Grupo 3. Alimentos hidrocarbonados: patatas, legumbres, pan, pasta, cereales y dulces.
Grupo 4. Verduras y hortalizas.
Grupo 5. Frutas.
Grupo 6. Grasas, aceite y mantequilla.

Tabla 13. Grupos de alimentos, características y función

Grupos de alimentos	Características	Función
Grupo 1. Lácteos Leche y derivados, queso fresco	Ricos en proteínas de alta calidad biológica y calcio	Plástica o formadora
Grupo 2. Alimentos proteicos Carnes, pescados, huevos, frutos secos y queso curado	Ricos en proteínas de alta calidad y en hierro y algunas vitaminas. Algunos son ricos en grasa saturada	Plástica o formadora
Grupo 3. Alimentos hidrocarbonatados Legumbres, tubérculos y frutos secos. Cereales y derivados. Azúcares y dulces. Bebidas azucaradas	Ricos en carbohidratos. Carbohidratos de absorción rápida	Mixta: energética y plástica
Grupo 4. Verduras y hotalizas	Ricos en vitaminas, minerales y fibra	Reguladora
Grupo 5. Frutas	Ricas en vitaminas y minerales, y algunas ricas en azúcar y fibra	Reguladora
Grupo 6. Grasas	Ricas en vitaminas, liposolubles y ácidos grasos esenciales	Energética
Otros Precocinados, bebidas alcohólicas...		Alta densidad energética y grasa. Exceso de sal o de azúcares

El enlace entre alimento y nutriente. El concepto de intercambio o ración

Antes de describir cada grupo alimentario tenemos que fijar un concepto fundamental para que la alimentación de toda persona con diabetes sea libre y diversificada, y pueda ser planificada día a día por el propio interesado.

El concepto fundamental es el de *intercambio* (en pediatría suele hablarse de *ración*, pero ese término puede inducir a confusión con términos y cantidades hosteleras).

Concepto de intercambio (ración)

Un intercambio es la cantidad de alimento que contienen 10 gramos de uno de los nutrientes energéticos: proteínas, grasas o hidratos de carbono.

1 intercambio = 10 gramos de hidratos de carbono o 10 gramos de proteínas o 10 gramos de grasa

Es decir, basándonos en la clasificación de los alimentos ya descrita, un intercambio equivale a las cantidades de alimentos de cada grupo que pueden intercambiarse entre sí:

	Cantidades de alimentos que pueden intercambiarse entre sí
Lácteos	200 ml de leche 2 yogures 2 Actimel (o similar) líquidos 100 g de queso de Burgos o similar
Alimentos proteicos	50 g de ternera magra, buey, pollo, conejo, cordero, cerdo... 60 g de jamón york, pechuga de pavo 75 g de pescado azul o marisco 40 g de embutido 40 g de queso cremoso semicurado 35 g de jamón serrano o queso curado 1 huevo 80 g de berberechos, navajas, almejas, mejillones... al natural 40 g de frutos secos
Alimentos hidrocarbonatos	20 g de pan 20 g de cereales de desayuno integrales 15 g de tostadas, biscotes, cereales no integrales, galletas, cruasán o similar, magdalenas... 15 g de arroz, sémola, harinas... 65 g de patata, batata o boniato 15 g de pasta: macarrones, fideos, espaguetis... 50 g de maíz hervido 10 g de azúcar o miel 15 g de mermelada
Verduras	300 g de escarola, endibia, lechuga, acelga, espinaca, seta, espárrago, pepino, tomate,

	Cantidades de alimentos que pueden intercambiarse entre sí
	pimiento, col, berenjena, coliflor, calabacín, champiñón, borraja, cardo 200 g de judía verde, nabo, puerro 100 g de alcachofa, col de bruselas, lombarda, zanahoria, calabaza, remolacha, cebolla
Frutas	150 g de melón o sandía 100 g de naranja, albaricoque, pera, mandarina, ciruela, paraguaya, piña, kiwi, fresón, melocotón, nectarina, fresón, fresa, frambuesa 50 g de plátano, uva, cereza, higo, chirimoya, níspero, mango, caqui...
Grasas	1 cucharada de aceite 1 cucharada de mahonesa 10 g de mantequilla o margarina 40 g de aceitunas 30 g de nata

Grupo 1. Lácteos y derivados

La leche

La leche de vaca sólo contiene un hidrato de carbono: un disacárido llamado lactosa (compuesto de glucosa y galactosa) responsable de su sabor ligeramente dulce. Muchos adultos desarrollan intolerancia a la lactosa por déficit de lactasa.

Las proteínas de la leche son de alto valor biológico. La más abundante en la leche de vaca es la caseína (80 por ciento) y el 20 por ciento restante es la lactoalbúmina. En la grasa de la leche predominan los ácidos grasos saturados y su contenido en colesterol es de 14 mg/100 g. La grasa de la leche contiene cantidad importante de betacaroteno, lo que hace que sea una importante fuente de vitamina A.

La leche es también una importante fuente de calcio, que junto con la vitamina D y la lactosa hacen que su absorción sea más completa.

En función de su contenido en grasa existen en el mercado tres tipos de leche (tabla 14): entera, si conserva íntegramente su grasa; semidesnatada, cuando ha perdido el 50 por ciento de su grasa, y desnatada si ha sido desprovista de prácticamente toda la grasa.

Tabla 14. Composición de la leche

	volumen	kcal	P	G	HC	Ca	B_1	B_2	A
Leche entera	100 ml	68	3,5	3,9	4,6	125	0,04	0,15	0,03
	240 ml (vaso)	163	8,4	9,4	11	300	0,09	0,36	0,07
Leche desnatada	100 ml	36	3,6	0,1	5	121	0,04	0,15	
	240 ml	86	8,6	0,2	12	290	0,09	0,36	
Leche semidesnatada	100 ml	49	3,5	1,7	5	125	0,04	0,15	
	240 ml	118	8,4	4,1	12	300	0,09	0,36	

kcal: kilocalorías; P: proteínas; G: grasas; HC: hidratos de carbono; Ca: calcio; B_1: vitamina B_1; B_2: vitamina B_2; A: vitamina A.

El yogur y la cuajada

El yogur es un derivado de la leche que se obtiene al añadir a la leche hervida, entera o desnatada, fermentos que degradan la lactosa para transformarla en ácido láctico. Los fermentos más utilizados son el *Lactobacillus bulgaricus* y el *Streptococcus thermophilus*, que son beneficiosas para el intestino humano. En los últimos años se ha desarrollado la utilización de microorganismos similares a los que se encuentran habitualmente en el intestino, los llamados *específicos de especie:* lactobacilo *acidophilus*, *casei*, *reuteri*, *plantarum* y bifidobacterias (los yogures antes llamados Bio, por ejemplo), cuyas propiedades de protección inmunológicas y de mantenimiento de la flora están siendo conocidas los últimos años. Se los denomina Probióticos.

El valor alimentario del yogur es similar al de la leche y la disponibilidad del calcio es mayor, ya que su absorción aumenta por el pH ácido que confiere el ácido láctico. La menor presencia de lactosa es muy útil.

Los yogures de frutas y sabores suelen tener una gran cantidad de azúcar añadido (tabla 15).

La cuajada de la leche se obtiene por coagulación de las proteínas de la leche que producen el añadido de cuajo (de ahí su nombre), una sustancia que se extrae del estómago de los rumiantes. El kéfir es similar al yogur, pero la fermentación es producida por un hongo.

Tabla 15. Composición de diferentes tipos de yogures

	volumen	kcal	P	G	HC	Ca
Yogures	125 ml	73	4	3,7	5,9	153
Desnatados	125 ml	56	5,6	—	8,4	207
Sabores	125 ml	112	4,4	2,4	18,1	164
Frutas	125 ml	120	3,7	2,8	19,9	144
kcal: kilocalorías; P: proteínas; G: grasas; HC: hidratos de carbono; Ca: calcio.						
125 ml equivalen a un yogur comercial y su composición está tomada de diferentes preparados comerciales.						

Se considera un intercambio lácteo a la cantidad de leche o derivados que contienen 10 gramos de hidratos de carbono. Como promedio, un intercambio es 200 cc de leche o dos yogures. La leche y los yogures descremados apenas aportan calorías, pero conservan el contenido proteico, el calcio y algunas vitaminas.

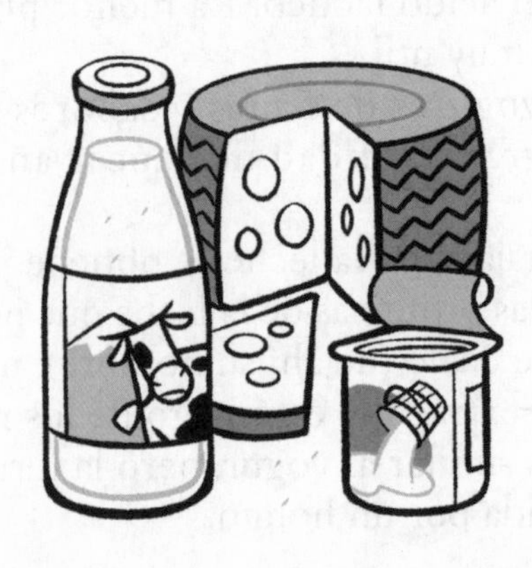

Recomendación

La leche es un alimento muy completo, indispensable durante la época de crecimiento.

Las proteínas de la leche son consideradas de alto valor biológico, ya que presentan un gran contenido en aminoácidos esenciales.

La leche es una importante fuente de calcio, que junto con la vitamina D y la lactosa hacen que su absorción sea más completa.

Los productos desnatados tienen la ventaja de aportar menos calorías, grasas saturadas y colesterol, y son algo más ricos en proteínas.

El yogur es un probiótico: ayuda a la absorción de calcio y regula la flora intestinal.

Grupo 2. Carnes, pescados, quesos curados, frutos secos y huevos

Las carnes

El valor nutritivo de la carne radica en su riqueza en proteínas: aportan entre un 16 y un 22 por ciento de proteínas y su valor biológico es alto. Las aves tienen el mismo valor proteico que las carnes de vacuno y porcino, lo que varía es la cantidad de grasa (del 4 al 25 por ciento). Las menos grasas son ternera, caballo, pollo (sin piel) y conejo, y las más grasas son cerdo, cordero y pato.

Las grasas son ricas en ácidos grasos saturados, pobres en insaturados y con una presencia más o menos notable de colesterol. Según ese contenido en grasa, las carnes y los derivados se clasifican (y así están en los listados de alimentos) como:

- Magras si aportan < 6 gramos de grasa por 100 gramos de alimento.
- Semigrasas si aportan entre 6 y 12 gramos de grasa por 100 gramos de alimento.
- Grasas si aportan > 12 gramos de grasa por 100 gramos de alimento.

Son ricas en hierro y vitamina B_{12} y B_2 (niacina). Hasta no hace muchos años se consideraba que la ingestión de carne era indispensable para que el organismo recibiera el aporta proteico necesario. En la actualidad se sabe que de una adecuada combinación de cereales y legumbres puede obtenerse el mismo valor proteico que da la carne vacuna con la evidente ventaja de que tienen muchas menos grasas.

Tabla 16. Composición por 100 gramos de algunas carnes

	P	G	kcal	Col	AGS
Ternera	19	11	181	70	3,4
Cerdo	16	25	290	72	11,5
Pollo con piel	20,5	4,3	121	87	1,4
Cordero	17	19	248	78	9,4
Conejo	22	8	162	65	2,6
Hígado de ternera	19	3,8	140	300	1,2

P: proteínas; G: grasas; kcal: kilocalorías;
Col: colesterol; AGS: ácidos grasos saturados.

La ingesta de carne se limita para reducir calorías de la dieta, la grasa saturada y la grasa total y el colesterol y, por tanto, el riesgo de enfermedad cardiovascular, la obesidad y toda la patología asociada.

El consumo de carne recomendado es entre dos y tres porciones de 100 gramos a la semana, lo que equivale a cuatro-cinco intercambios proteicos.

Embutidos y fiambres

Los embutidos, de antigua tradición, están casi siempre elaborados con carnes y vísceras troceadas, sangre, sal y especias variadas. Estos ingredientes los convierten en alimentos con un alto contenido de grasas saturadas y, sin embargo, su consumo va en aumento.

Tabla 17. Composición por 100 gramos de algunos embutidos

	P	G	kcal	Col	AGS
Chorizo	17	44	468	100	18
Jamón York	21	22	289	89	7,1
Jamón serrano	17	35	380	62	11,7
Mortadela	19	21	265	100	8,7
Salchichas Frankfurt	20	25	315	100	9,2

P: proteínas; G: grasas; kcal: kilocalorías;
Col: colesterol; AGS: ácidos grasos saturados.

El consumo de embutidos en los pacientes diabéticos debe ser restringido por su alto contenido en grasas saturadas y por su gran aporte calórico, que favorece la obesidad.

Algunos de ellos tienen en su composición cantidades variables de hidratos de carbono, como las salchichas, el fuagrás y el jamón york.

Si se toman (haciendo uso de los intercambios), debe ser ocasionalmente y sustituyendo a la carne o los huevos.

Vísceras

El consumo de hígado, corazón, riñones etcétera ha caído en desuso por razones culturales, pero también por la difusión de casos de adulteración y fraude en la alimentación intensiva de los animales (clembuterol, antibióticos, etcétera).

Sin embargo, las vísceras y especialmente el hígado son un alimento de elevadísima densidad nutricional y una gran riqueza en vitaminas A, D y todas las del grupo B pero especialmente el folato y la vitamina B_{12} (que no son muy abundantes en otros alimentos). Son también muy ricos en hierro, zinc y selenio.

Pescados

De valor nutritivo equivalente a la carne pero con mayores beneficios para la salud. Su contenido proteico es del 18-20 por ciento y la proteína de los pescados es de alto valor biológico. El contenido de minerales en fósforo, yodo y calcio es destacable.

La clasificación de los peces obedece a su contenido lipídico:

- Grasos o azules: con un contenido lipídico igual o superior al 10 por ciento: angula, anguila, emperador, atún, salmón...
- Magros o blancos: bajo contenido en grasas (< 5 por ciento): pescadilla, merluza, rape, lenguado, gallo, bacalao...
- Variedad intermedia (5 por ciento de grasa): sardina, arenque, caballa, boquerón...

En la grasa del pescado predominan los ácidos grasos poliinsaturados y especialmente destacables son los de la serie w_3. Sin embargo, algunos mariscos contienen cantidades apreciables de colesterol.

Marisco

Los mariscos que se consumen con mayor frecuencia pueden dividirse en dos clases: los crustáceos, a los que pertenecen la langosta, el bogavante, el langostino, la gamba, la nécora, el centollo y la cigala, y los moluscos, que comprenden la ostra, la vieira, la navaja, el mejillón, el berberecho, la almeja y el caracol de mar. Los crustáceos destacan por su escasa cantidad de grasas e hidratos de carbono, pero contienen bastante colesterol, sobre todo las cabezas.

Tabla 18. Composición por 100 gramos de algunos pescados

	kcal	P	G	AGS	Col
Merluza	86	17	2	0,3	50
Lenguado	73	16	1	0,2	50
Gallo	73	16	1	0,2	50
Bacalao fresco	86	17	2	0,1	50
Bacalao seco	322	75	3	—	—
Atún fresco	225	27	13	3	55
Sardinas	174	21	10	2,8	120
Gambas	96	21	2	0,5	150
Calamares	82	17	2	—	—

kcal: kilocalorías; P: proteínas; G: grasas;
AGS: ácidos grasos saturados; Col: colesterol.

El pescado congelado es una excelente y asequible solución siempre que se respete la cadena del frío. Su descongelación debe hacerse lentamente: a unos 4 ºC (en nevera).

Las conservas de pescado son recursos útiles para comidas o cenas informales y tomas de media mañana. Pero el diabético debe tener en cuenta su contenido graso y en sal. Si debe restringirlas, las lavará y las secará bien en papel de cocina. Son preferibles las conservas al natural.

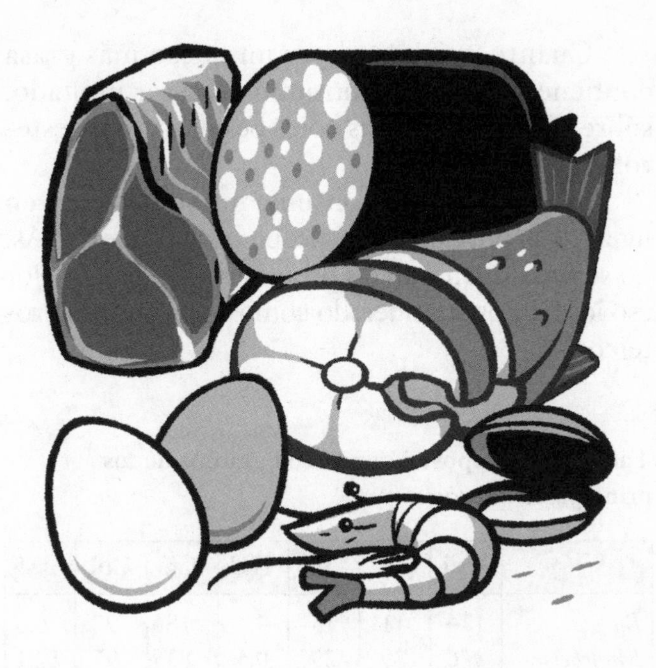

El queso

El valor nutritivo de los quesos es incuestionable, fundamentalmente por la riqueza en proteínas y calcio (véase tabla 18), pero su elevado contenido calórico y graso (entre el 22 y el 50 por ciento) puede ser un inconveniente. A pesar de la gran variedad de quesos que existen los que mejor se digieren son los menos curados, entre los que figuran los del tipo Burgos y el requesón. Les siguen los de pasta más dura, como el manchego, el gruyère, el emmental y el parmesano. La moderación es la norma que debe seguirse en el consumo de quesos, cualquiera que sea la clase a la que pertenecen.

Cuanto más curado es un queso más grasa contiene, por eso su consumo debe ser limitado, sobre todo en personas con obesidad y/o colesterol elevado.

Siempre que se consuma queso debe ser en lugar de la porción de carne, pescado o huevos. Así no se incrementarán las proteínas y las grasas. Por eso los hemos considerado como intercambios proteicos.

Tabla 19. Composición por 100 gramos de los principales quesos

	kcal	G	P	HC	Ca	Col	AGS
Burgos	174	11	15	4	186	97	6,6
Manchego	376	29	29	0,5	835	95	17,1
Bola	349	25	29	2	760	92	14,9
Emmental	415	33	28	1,5	1.080	100	19,9
Camembert	312	24	20	4	154	92	15,1
En porciones	280	22	18	2,5	750	93	13,1
Requesón	96	4	14	1,4	60	25	12,4

kcal: kilocalorías; G: grasas; P: proteínas; HC: hidratos de carbono; Ca: calcio, Col: colesterol; AGS: ácidos grasos saturados.

Los frutos secos

Se caracterizan por incluir en su composición menos de 50 por ciento de agua, por su bajo contenido de hidratos de carbono y por su riqueza en proteínas y grasas. Los frutos secos pueden constituir una buena alternativa a las proteínas animales. Por eso, a pesar de estar tradicionalmente en este grupo, deben considerarse como un intercambio proteico, graso (excepto la castaña).

Las semillas oleaginosas de consumo más usual son: almendras, castañas, nueces, piñones, avellanas y pistachos, además de pepitas de girasol, de calabaza y de sésamo.

Con la salvedad de las castañas los frutos secos proporcionan muy pocos hidratos de carbono (entre el 10 y el 20 por ciento) aunque, por otro lado, presentan una buena proporción de minerales de fácil absorción, como potasio, calcio, fósforo, hierro y magnesio. En cuanto a las vitaminas que pueden aportar, son escasas por lo general, con excepción de la vitamina A, en tanto que poseen cantidades variables de tiamina, rivoflavina y niacina.

Los diabéticos con sobrepeso u obesidad pueden consumir los frutos secos, pero con mucha mesura y siempre como intercambio proteico y graso.

Su contenido en hidratos de carbono es muy bajo y se absorben muy lentamente debido a la cantidad de grasa que tienen y eso hace que su índice glicémico sea bajo.

El interés de los frutos secos radica en su riqueza mineral (sobre todo calcio y magnesio) y el tipo de grasa poliinsaturada. Por eso puede ser recomendable sustituir uno o dos intercambios proteicos de carne por frutos secos a la semana; por ejemplo, ensalada de maíz, lechuga y nueces como plato único de cena, o verduras guisadas con almendras.

Tabla 20. Composición de los frutos secos por 100 gramos (sin cáscara)

	kcal	P	HC	G	AGS	fibra	Ca	Fe	B_1
Almendra	620	20	17	54	4,1	14	254	4,4	0,25
Avellana	656	14	15	60	5,3	5	200	4,5	0,60
Nueces	660	15	15	60	5,6	2,4	80	2,1	0,48
Cacahuetes	560	23	26	40	9,2	10	68	2,2	0,60
Castañas	199	4	40	2,6		7	34	0,8	0,20
Pipas de girasol	535	27	20	43	5,8	2,7	—	—	—
Pistacho	581	17,6	11,5	51,6	7,1	10,6	136	7,3	0,69

kcal: kilocalorías; P: proteínas; HC: hidratos de carbono; G: grasas; AGS: ácidos grasos saturados; Ca: calcio; Fe: hierro; B_1: vitamina B_1.

Tabla 21. Equivalencia entre cantidad en gramos de frutos secos e intercambios proteicos e hidrocarbonados

<table>
<tr><td rowspan="2">60 gramos</td><td>Almendras
Pipas
Pistachos</td><td>1 intercambio de hidrato de carbono</td><td rowspan="2">1 intercambio de proteínas</td></tr>
<tr><td>Nueces
Piñones
Avellanas</td><td>1/3 intercambio de hidrato de carbono</td></tr>
</table>

Huevos

Plenos de nutrientes esenciales, los huevos son un alimento de valor inapreciable en las dietas de muchos países del mundo.

La clara, que pesa unos 35 gramos, es traslúcida, está compuesta fundamentalmente por albúmina y contiene la mitad de las proteínas del huevo (cuyo total alcanza el 14 por ciento de su peso). La albúmina es la proteína de mayor calidad biológica y que se utiliza como patrón. La yema, con un peso aproximado de 18 gramos, contiene el resto de las proteínas, la lecitina (grasas fosforadas), las vitaminas A, B, D y E, y contiene también hierro y azufre.

La yema de huevo es rica en grasa y colesterol y en ello radica su mayor inconveniente. Sin embargo, hoy día se considera adecuada la ingesta de dos-tres huevos a la semana aunque se padezca hipercolesterolemia u otra dislipemia.

Tabla 22. Composición por 50 gramos comestibles de huevo

	kcal	P	G	AGS	Col	Fe	Ca
Huevo	80	6,5 g	6 g	1,9	230 mg	1,4 mg	28 mg
Clara	24	5,5 g	0,1 g	—	0	0	7 mg
Yema	134	8,0 g	16,5 g	5,2	780 mg	8,0 mg	70 mg

kcal: kilocalorías; P: proteínas; G: grasas; AGS: ácidos grasos saturados; Col: colesterol; Fe: hierro; Ca: calcio.

Tabla 23. Intercambios proteicos subclasificados según el contenido en grasa (siempre en productos limpios y libres de desperdicios)

50 g	Pollo sin piel, conejo, ternera, pavo, faisán	= 10 g de proteínas bajas en grasas
60 g	Merluza, pescadilla, rape, lenguado, mero, congrio, dorada, besugo, gallo	
60 g	Almejas, langosta, gambas, angulas	
60 g	Chuletas o magro de cerdo, vaca, riñones, carne picada, hígado	= 10 g de proteínas ricas en grasas
50 g	Bonito, calamar	
40 g	Fiambre (jamón York, jamón serrano, mortadela, lomo, salchichón)	
1 huevo		

Recomendación

Las carnes, los pescados, los huevos y los lácteos son la principal fuente de proteínas de alto valor biológico de la dieta en los países industrializados.

A igualdad de porción comestible, el valor nutritivo de las carnes es el mismo, cualquiera que sea el animal de procedencia.

Los pescados tienen un gran interés nutricional y unas ventajas claras sobre las carnes: su valor calórico es escaso, su densidad proteica es similar a la de las carnes y su mayor cualidad reside en su contenido en ácidos grasos poliinsaturados, omega 3 con propiedades cardioprotectoras.

Los productos congelados son nutritivamente iguales a los frescos.

Los frutos secos en pequeñas cantidades son un excelente complemento dietético, pues aportan proteínas, calcio, magnesio, hierro, zinc y vitamina B_1. Dado su alto contenido calórico, deben sustituir a otros alimentos proteicos o grasos, como mantequilla, carnes, tocino, embutidos, etcétera.

El huevo es un excelente alimento, cuyo consumo debe controlarse en personas con diabetes y dislipemia.

La ración normal para las personas con diabetes es 100 gramos de carne y 150 gramos de pescado. Si se toma queso o huevos, se sustituirá por ellos, no se consumirá además de ellos. Se debe intentar comer más pescado que carne y procurar reducir lo más posible las vísceras y los embutidos por su alto contenido en grasas saturadas.

Es recomendable el consumo de hígado u otras vísceras una o dos 2 veces al mes por el gran contenido en vitamina B_{12}, A, D y fólico. Un filete de hígado aporta dos veces el requerimiento diario de vitamina A de un adulto y casi la necesidad total de hierro.

Los alimentos proteicos deben restringirse en presencia de afectación renal o nefropatía aunque sea incipiente (que se manifiesta por pequeñas pérdidas de proteína albúmina por orina: microalbuminuria). Hay que pasar de cuatro a dos o tres porciones al día (= cuatro a cinco intercambios proteicos).

Grupo 3. Legumbres, cereales y tubérculos

Legumbres

Además de su riqueza en proteínas, las legumbres tienen un alto contenido en fibra, un elemento fundamental en la salud. Las más populares son las judías blancas y rojas, las habas, los guisantes, las lentejas, los garbanzos y la soja.

Las legumbres se caracterizan por su elevado contenido proteico (del 17 al 25 por ciento, proporción que duplica la de los cereales y es semejante e incluso superior a las carnes y los pescados).

Sus aminoácidos esenciales son complementarios de los de los cereales y, por tanto, aquellas comidas en que se combinan las legumbres y los cereales logran un buen equilibrio nutritivo, como sucede en el caso del arroz con lentejas.

Además, las legumbres contienen minerales (calcio, hierro y magnesio), vitaminas del grupo B y abundantes hidratos de carbono.

Dos son las razones que aconsejan la inclusión de las legumbres en la dieta habitual: su bajo contenido en grasa (inferior al de cualquier otro alimento proteico) y su gran riqueza en fibra.

Tabla 24. Composición por 100 gramos de legumbres

	kcal	HC	P	G	Ca	Fe	B_1	B_2	niacina	fibra
Alubias	330	60	19	1,5	137	7	0,54	0,18	2,1	7
Lentejas	336	56	24	1,8	60	7	0,5	0,2	1,8	4
Garbanzos	361	61	18	5	149	7	0,4	0,18	1,6	6
Habas secas	343	59	23	1,5	148	8	0,54	0,29	2,3	4
Soja	422	30	35	18	280	8	0,85	0,4	5,0	5
Guisantes secos	317	56	21,6	2,3	72	5,3	0,7	0,2	5,2	5

kcal: kilocalorías; HC: hidratos de carbono; P: proteínas; G: grasas; Ca: calcio; Fe: hierro; B_1: vitamina B_1; B_2: vitamina B_2.

La legumbre es un alimento altamente recomendable para el diabético (siempre que se atenga a los intercambios planificados). Por su riqueza proteica y en fibra soluble son de los alimentos que menos elevan la glucemia posprandial. Con las legumbres se pueden preparar platos únicos tradicionales de gran riqueza gastronómica y que aporten menos cantidad de calorías, grasas saturadas y colesterol que otros menús.

18-20 gramos de legumbres en seco = 10 gramos de hidratos de carbono (1 intercambio).

1 porción habitual adulto = 60-80 gramos (3-4 intercambios).

Los tubérculos

La patata es el tubérculo más importante. Aunque en pequeñas cantidades, aportan proteína y hierro y son fuente de vitamina C, tiamina, niacina y fibra dietética, por lo que pueden ser un buen alimento en poblaciones que las consumen en cantidad.

Si se consumen fritas, su valor energético se triplica debido a la impregnación lipídica del aceite utilizado en la fritura.

Las patatas cocidas o en puré tienen un elevado índice glicémico, es decir, una alta capacidad de elevación de la glucemia posprandial.

Recomendación

Las legumbres constituyen un alimento nutricionalmente muy bueno, excelente para personas con diabetes sobre todo si se toman junto a cereales, carnes, etcétera, formando parte de los tradicionales menús mediterráneos. Su alto contenido en fibra dietética favorece el tránsito intestinal y disminuye el riesgo de padecer algunas enfermedades gastrointestinales y evita las elevaciones pospandriales de la glucosa.

Es nutricionalmente recomendable consumir de cuatro a seis veces por semana patatas y dos veces a la semana legumbres.

Cereales y derivados

La principal función de los cereales es la energética, debido a las calorías procedentes de los hidratos de carbono (almidón), que son los nutrientes que predominan. Proporcionan también proteínas, pero de menor calidad (valor biológico) que las procedentes de los alimentos de origen animal: aunque pueden completarse con patatas y/o legumbres y resultan de excelente calidad. Una de las proteínas más abundantes en los cereales, excepto el maíz, es el *gluten*. Por eso, si no se tolera (enfermedad celiaca), están absolutamente prohibidos. Contienen también calcio (aunque la presencia de ácido fítico interfiere parcialmente en la absorción), hierro y todas las vitaminas del complejo B. Carecen de vitamina A (salvo el maíz amarillo que contiene carotenos) y de vitamina C. Los cereales son también ricos en potasio y fósforo.

Resulta importante para la alimentación humana volver al consumo de cereales integrales, es decir, antes de que sean sometidos a los procesos de refinado, dado que en ellos se desechan la fibra y parte de las vitaminas y las proteínas.

Derivados del trigo

El contenido en hidratos de carbono del pan es del 50 por ciento. Por eso 20 gramos de pan suponen un intercambio de hidrato de carbono. El pan integral, preparado con harina completa de trigo, contiene más cantidad de vitaminas y minerales que el pan elaborado con harinas blancas muy refinadas.

La composición de las galletas varía según el tipo y la calidad. Debe tenerse presente que todas ellas están elaboradas con harinas, azúcares y materias grasas.

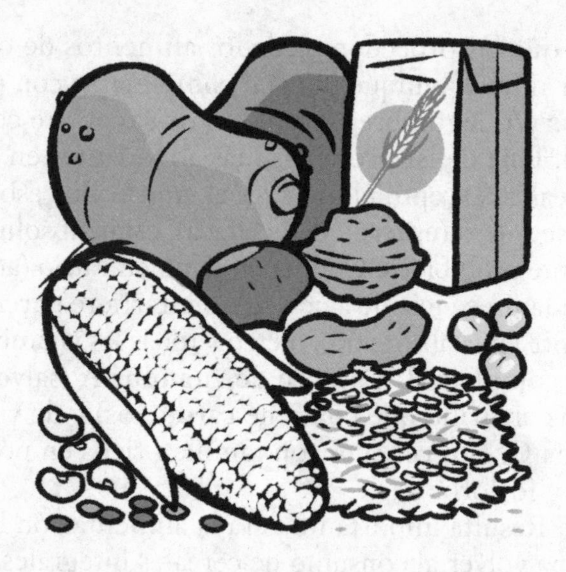

La pasta se obtiene mediante la desecación de una masa no fermentada, que se elabora con harinas, sémolas finas o semolinas procedentes del trigo duro o candeal, agua y sal. Hay pastas preparadas con harinas de trigo integral, que son las más recomendables.

Las pastas alimentarias contienen un 74 por ciento de hidratos de carbono. Por eso un intercambio hidrocarbonado de pastas (fideos, macarrones, espaguetis) corresponde a unos 13-14 gramos en crudo.

Las pastas contienen vitaminas B_1 y B_2, que favorecen la asimilación de los almidones, y también vitamina A. Para los diabéticos, es mas recomendable tomarlas *al dente* por su menor índice glucémico.

El arroz

Desde el punto de vista alimenticio es el cereal más importante después del trigo. Es un alimento muy rico en hidratos de carbono (casi el 80 por ciento), por lo que un intercambio hidrocarbonado se encuentra en tan sólo 12 gramos de arroz.

El arroz integral tiene ventajas: conserva la vitamina E, las vitaminas del grupo B y la fibra, que desaparecen casi totalmente durante el proceso de refinado.

Muchas personas que padecen diabetes tienen miedo a consumir arroz por un elevado índice glicémico. Es aconsejable tomarlo en pequeñas cantidades y si es posible mezclándolo con otros alimentos que sean ricos en fibra y sobre todo que no esté pasado. Aun así, puede ser necesario utilizar insulinas de acción rápida o meglitinidas cuando se vaya a comer una mayor cantidad de arroz, pues éste no debe eliminarse de la dieta.

Una porción habitual de arroz crudo para adultos = 50-60 gramos = 4-5 intercambios.

Una porción habitual de arroz cocido = 150-160 gramos = 12-15 intercambios.

El maíz

El maíz es el tercer cereal en importancia después del trigo y del arroz. Posee un valor nutritivo similar al de los otros cereales excepto en la calidad de sus proteínas, aunque se diferencia de éstos en su elevado contenido en carotenos (ningún otro cereal los contiene) o provitaminas A. El maíz y el arroz son los únicos cereales sin gluten, aptos para celiacos.

Tabla 25. Composición por 100 gramos de cereal

	kcal	HC	P	Aminoácidos limitantes	Ca	B_1	B_2	niacina
Trigo	334	61	12,0	lisina	3,0	0,4	0,2	5,0
Arroz	357	77	7,5	lisina	2,8	0,2	0,1	4,0
Maíz	356	70	9,5	lisina triptófano	5,0	0,3	0,1	1,5
Centeno	319	45	11,0	lisina	3,5	0,3	0,1	1,2
Avena	385	66,5	13,0	lisina	3,8	0,5	0,1	1,3

kcal: kilocalorías; HC: hidratos de carbono; P: proteínas; Ca: calcio; B_1: vitamina B_1; B_2: vitamina B_2.

Recomendación

Los cereales constituyen alimentos básicos para la población mundial. Su aporte nutricional, debido a que en la actualidad se consumen generalmente refinados, es de tipo calórico principalmente. En las variedades integrales se retienen minerales, vitaminas y fibra.

El pan es un alimento del que no puede prescindir un diabético y contribuye a mantener el 50-60 por ciento de las kilocalorías procedentes de los hidratos de carbono que aparecen como recomendación para que la dieta sea equilibrada.

El arroz tiene un elevado valor calórico por su contenido hidrocarbonado. Las pastas tienen características similares, pues igualmente aceptan muy bien las complementaciones con otros alimentos. El arroz tiene una gran capacidad de elevar la glucemia posprandial. Es aconsejable tomar el arroz en pequeñas cantidades y si es posible mezclándolo con otros alimentos que sean ricos en fibra y evitar que esté pasado.

Los cereales, el arroz y el maíz permiten realizar sabrosos y tradicionales platos únicos, que completados con ensalada y fruta constituyen una toma equilibrada y con un aporte calórico y graso limitado.

Grupo 4. Verduras y hortalizas

El término 'hortalizas' incluye una gran diversidad de alimentos: acelga, calabaza, espinaca, pimiento, ajo, cardo, grelo, puerro, alcachofa, cebolla, guisante, rábano, apio, cebollino, judía verde, remolacha, berenjena, col, haba, repollo, berro, coliflor, lechuga, tomate, berza, endibia, nabo, zanahoria, brócoli, escarola, patata, calabacín, espárrago, pepino.

El agua constituye entre el 80 y el 90 por ciento de su composición, y en ellas se encuentran disueltas las sales minerales y las vitaminas. También son ricas en fibra dietética soluble e insoluble. Sin embargo, este alto contenido de minerales y vitaminas se pierde fácilmente al cocinarlas. Para un consumo adecuado es conveniente no prepararlas hasta el último momento antes de ingerirlas, puesto que perderían la vitamina C y las sales minerales; tampoco deben dejarse nunca en remojo. Lo correcto es lavar las hojas enteras bajo el chorro de agua, cocerlas en poca agua hirviendo o al vapor. E incluir diariamente hortalizas crudas en forma de ensaladas que mantienen intacto su contenido vitamínico.

Recomendación

Las verduras son esenciales para el mantenimiento de la salud del organismo, deben estar presentes en la dieta por lo menos una ración al día, alternando diferentes variedades.

El principal valor nutricional de las hortalizas radica en su contribución a la ingesta diaria de vitaminas, minerales y fibra.

El consumo de verduras crudas, en forma de ensaladas, gazpachos..., puede suponer un aporte importante de vitaminas A y C.

Hay muchas formas de introducir las verduras en nuestros menús: como plato de base, guarnición, aperitivo, ensalada, sopa, crema, etcétera.

Algunas verduras elevan más las glucemias posprandiales que otras. Es el caso de las zanahorias, la remolacha y la cebolla. Más aún si se toman en puré. Se aconseja disminuir algo la ración, pero no eliminarlas por su riqueza en vitamina A.

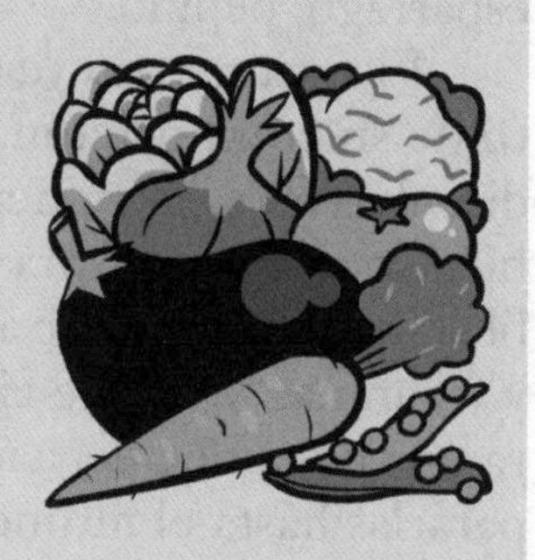

Grupo 5. Frutas

Las frutas constituyen uno de los alimentos más sanos para el organismo. La función de las frutas es similar a la de las verduras, puesto que actúan como alimentos reguladores y proporcionan a la dieta minerales y vitaminas, principalmente vitaminas A y C y fibra.

Las frutas contienen agua en un porcentaje que oscila entre el 80 y el 90 por ciento de su peso. Son ricas en azúcares del tipo de la sacarosa, la glucosa y la fructosa, pero su contenido calórico es bajo.

La importancia nutritiva de los cítricos (naranja, limón, mandarina y pomelo) es su alto contenido en vitamina C. Los melocotones, los albaricoques, las ciruelas, las cerezas, las frambuesas, el melón, las fresas y las mandarinas son muy ricos en vitamina A y los nísperos son muy ricos en betacarotenos (precursor de la vitamina A). Las uvas son ricas en azúcares, aminoácidos, vitaminas, sales minerales y ácidos. Los higos frescos tienen un elevado contenido calórico.

Las frutas tropicales (los plátanos, los melones, las sandías, las piñas, las chirimoyas, los kiwis, las guayabas y las papayas) contienen, casi todas, una mayor proporción de azúcares y vitaminas que las cultivadas en climas templados por su menor contenido en agua. Los plátanos, fruta energética por excelencia, son fuente de vitamina C, caroteno, riboflavina, ciertas vitaminas del grupo B y minerales, sobre todo fósforo y hierro. Su gran po-

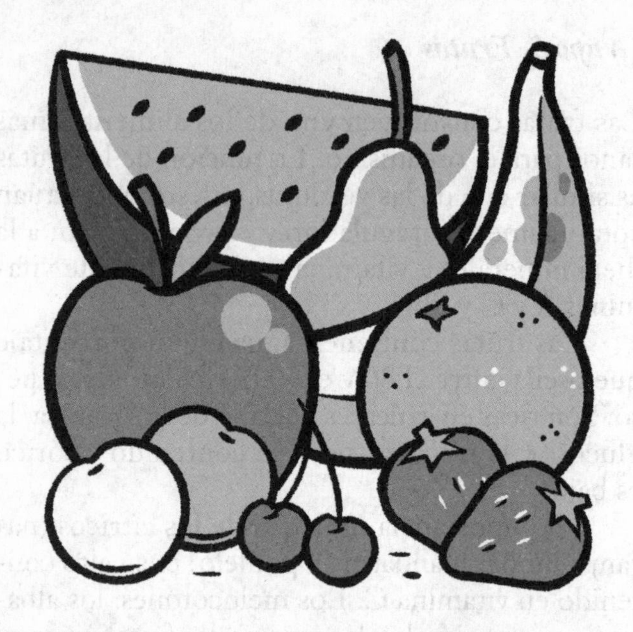

der saciante recomienda un uso prudente en dietas hipocalóricas.

Las frutas silvestres (grosellas, moras, frambuesas, arándanos y granadas) son muy ricas en vitamina E y los membrillos, que por ser agrios y ácidos para consumirlos frescos suelen prepararse cocidos, aportan diversos minerales y, sobre todo, mucílago, fibra soluble.

Las cantidades de fruta que aportan un intercambio hidrocarbonado (= 10 gramos de hidratos de carbono) son, de manera aproximada, 200 gramos (100 gramos para plátano, higos, uvas maduras, chirimoya y cerezas).

¿Cómo y cuándo consumir fruta? Es recomendable tomar entre dos y cuatro veces diarias

(≅ dos a seis intercambios, dependiendo del tipo de fruta). En la planificación de la dieta puede ser útil a media mañana o, por el contrario, ser preferible tomarlo junto a otros alimentos que retrasen la absorción del azúcar. En situaciones de hipoglucemia hay que tomarla en zumo.

Tabla 26. Composición por 100 gramos de varias frutas

	kcal	agua por ciento	HC	fibra	P	G
Albaricoque	45	88	13,8	1,1	0,8	0,6
Cereza	65	89,6	14,6	0,5	1,3	0,6
Ciruela	58	82,5	11,9	0,4	0,75	0,3
Frambuesa	45	86	14,4	2,8	1,1	0,5
Fresa	40	88,8	8,5	1,3	0,8	0,6
Limón	36	90,3	8,1	0,6	0,6	0,6
Mandarina	33	87,8	10,9	0,4	0,7	0,2
Manzana	52	84	15,2	0,7	0,3	0,3
Melocotón	48	86,7	9,7	0,6	0,6	0,1
Melón	44	87,4	11,1	0,4	0,6	0,3
Naranja	50	85,7	13	0,9	0,7	0,1
Pera	56	84,4	14,8	1,9	0,3	0,2
Plátano	100	72,4	25,4	0,4	1,2	0,2
Uva	68	81,6	16,7	0,5	0,6	0,7

kcal: kilocalorías; HC: hidratos de carbono;
P: proteínas; G: grasa.

Recomendación

Si se puede elegir, es preferible consumir la fruta de estación.

Tomar por lo menos dos piezas de fruta al día, una de ellas del grupo de los cítricos.

Nunca se debe sustituir la fruta del postre por otro tipo de alimento (natillas, helados, flan, etcétera).

El consumo de la piel de la fruta no tiene interés nutritivo, porque las vitaminas no están ahí. Es rica en celulosa, útil para un buen funcionamiento intestinal, y la responsable de la mala digestibilidad de las frutas verdes.

Las frutas más ricas en vitamina C son: fresa, fresón, naranja y pomelo, que proporcionan por 100 gramos limpios más de 50 mg. A efectos prácticos, podemos recordar que una naranja mediana puede cubrir las necesidades de vitamina C de un día.

Las frutas con mayor contenido en vitamina A son: melocotón, albaricoque, melón (pulpa de color amarillo, rica en carotenos), ciruela y cereza.

Grupo 6. Grasas

Grasa animal

Aporta su sabor especial a cada carne y la hace más tierna. Predominan los ácidos grasos saturados en su composición, aunque la cantidad es muy variable según la especie animal, su alimentación e incluso la época del año en que se sacrificó (en la carne magra oscila entre el 8 y el 20 por ciento). La grasa de vaca y cordero es más rica en ácidos grasos saturados que la de cerdo y pescado. La de pescado en cambio se considera una grasa poliinsaturada.

Los productos de charcutería tienen una cantidad considerable de grasa aunque es bastante variable. El tocino y la manteca de cerdo contienen entre un 82 y un 99 por ciento de grasa, y el tocino, un 3 por ciento de proteínas.

Mantequilla

Está constituida por una fase grasa (82 por ciento como mínimo) y una acuosa (18 por ciento como máximo) emulsionadas. La fase acuosa contiene agua, lactosa, ácido láctico y proteínas. Es el único alimento natural, junto con la yema de huevo, que suministra cantidades importantes de vitamina A ya formada, aunque esta cantidad es variable según la época del año: 4.000 UI/100 g, la de verano, frente a 1.500-2.000 UI/100 g, la de invierno. La cantidad de vitamina D oscila entre 10 y 80 UI/100 g.

Margarina

Su contenido en grasas es igual al de la mantequilla (un 80 por ciento) y está formada por grasas o aceites vegetales hidrogenados y muchos de ellos de configuración trans. No es recomendable.

Aceite de girasol, maíz y soja

Son aceites vegetales ricos en ácido linoleico y en vitamina E.

Aceite de oliva

Su ácido graso fundamental es el oleico (monoinsaturado) y contiene una cantidad moderada de linoleico y pocos ácidos saturados. Por ello es el único que puede utilizarse sin refinar y es ideal para las frituras. Su uso tiene muchas ventajas.

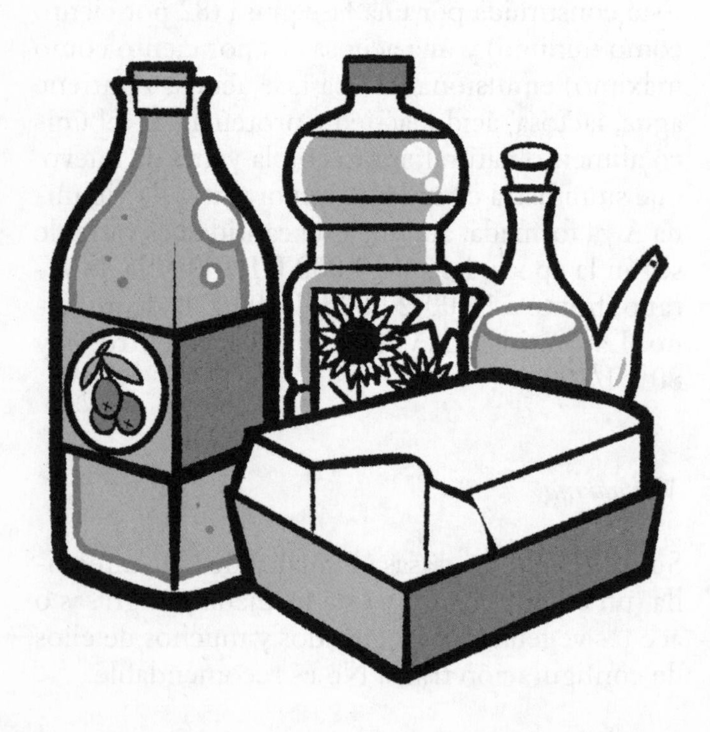

Aceites de palma y palmaste

Tienen una cantidad muy alta de grasa saturada (50-60 por ciento) por lo que son sólidos a temperatura ambiente. Son muy utilizados por la industria en la elaboración de bollería y margarinas.

Tabla 27. Composición de las grasas vegetales por 100 gramos

	Saturados	Monoinsaturados	Poliinsaturados
Aceite de oliva	10	84	8
Aceite de maíz	10	36	54
Aceite de soja	15	28	57
Aceite de ajonjolí	19	53	28
Aceite de maní	22	49	29
Aceite de coco	92	6	2
Aceite de girasol	12	20	68
Aceite de algodón	25	24	51

Tabla 28. Composición por 100 gramos de alimento

	Saturados	Monoinsaturados	Poliinsaturados	Colesterol
Mantequilla	58	38	4	250
Margarina (depende de su composición de origen)	15	57	5	
Mantequilla de cerdo	39	48	13	
Tocino	30	45	7	

Recomendación

Las grasas son los alimentos que poseen el mayor contenido energético: 1 gramo de grasa aporta 9 kilocalorías.

Son necesarias en la alimentación, pues proporcionan vitaminas liposolubles y ácidos grasos esenciales y dan palatabilidad y saciedad a nuestra dieta.

Las grasas no deben representar más del 30-35 por ciento del total de la ingesta calórica. Además, los ácidos grasos saturados deben limitarse al 7 por ciento del total; los poliinsaturados, 10 por ciento, y el resto, monoinsaturados.

Es importante cocinar con aceites vegetales. El aceite de oliva es el más recomendable. El consumo de mantequilla no tiene contraindicación siempre que se consuma en cantidades moderadas: 15-20 gramos en la tostada del desayuno no presenta mayores problemas.

Otros alimentos

Alimentos servicio

Se denominan alimentos servicio, aquellos productos elaborados comercial o industrialmente que se venden en establecimientos específicos de comida rápida.

Sus características nutricionales fundamentalmente son: alta densidad energética y elevado contenido graso y proteico. En general son ricos en ácidos grasos saturados, colesterol, vitamina B_1 y sal (sodio). Para las personas con diabetes no son aconsejables por su composición, ya que favorecen la obesidad.

Alcohol

Las *Dietery Guidelines for Americans* recomiendan la ingesta de no más de dos bebidas alcohólicas en hombre y no más de una en las mujeres al día. No existen diferencias en estas recomendaciones entre personas diabéticas y no diabéticas.

Su efecto sobre la glucemia depende de la cantidad de alcohol ingerido, así como de su relación con la ingesta de alimentos. En individuos tratados con insulina o ADO, en ayunas, el consumo de bebidas alcohólicas puede producir hipoglucemia. El alcohol es transformado en glucosa y bloquea la gluconeogénesis. Además, aumenta o intensifica los efectos de la insulina al interferir en la respuesta contrarreguladora a la hipoglucemia inducida por dicha hormona.

En la mayoría de las personas la glucemia no es alterada por el consumo moderado de bebidas alcohólicas si la diabetes está bien controlada. Para sujetos que usan insulina es permisible el consumo de hasta dos copas (1 copa = 360 ml de cerveza, 150 ml de vino, 45 ml de bebidas destiladas) de una bebida y, además, el plan alimentario corriente. No debe omitirse el alimento por la posibilidad de hipoglucemia inducida por alcohol, porque este último no necesita de insulina para ser metabolizado. Los individuos con glucemia sin control, los que tienen incremento de triglicéridos y las embarazadas no deben consumir alcohol.

Recomendación

Si ha estado bebiendo, contrólese la glucosa antes de irse a la cama y coma algún extra de hidratos de carbono de absorción lenta para evitar hipoglucemia nocturna. Beba mucha agua.

Cualquier persona diabética que pierda la conciencia por ingesta de alcohol debe ser llevada a un hospital, ya que necesitará glucosa intravenosa.

Edulcorantes calóricos

La fructosa aporta 4 kcal/g como los otros carbohidratos y, a pesar de que tiene una menor respuesta glucémica que la sacarosa y otros hidratos de carbono, se ha señalado que grandes cantidades de fructosa (el doble de la ingesta usual) tienen un efecto negativo en los niveles de colesterol sanguíneo, colesterol LDL y triglicéridos. Sin embargo, no existe justificación para recomendar que los diabéticos no consuman la fructosa que está naturalmente en frutas y verduras y también en alimentos edulcorados con ella.

Los concentrados de jugos de frutas, la miel y el jarabe de maíz son edulcorantes naturales sin ventajas ni desventajas notables con la sacarosa o la fructosa en relación con el aporte calórico, contenido en hidratos de carbono y control metabólico.

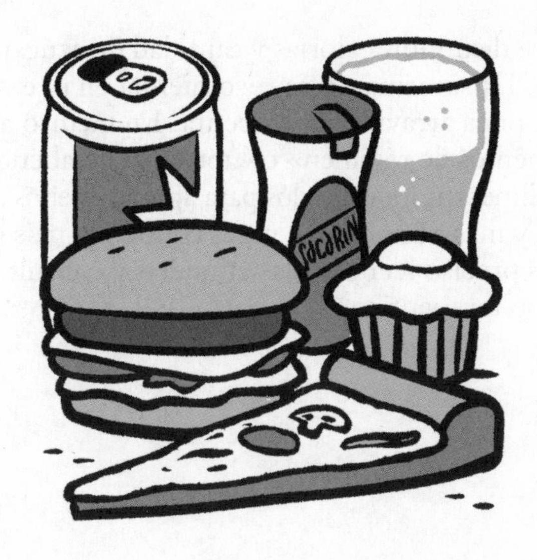

El sorbitol, el manitol y el xilitol son alcoholes-azúcares comunes que tienen una menor respuesta glucémica que la sacarosa y otros carbohidratos. Son insolubles en agua y por ello a menudo se los combina con grasas que aportan calorías semejantes a las que se quiere reemplazar. Algunas personas señalan molestias gástricas después de su consumo y la ingestión de grandes cantidades puede causar diarrea.

Edulcorantes no calóricos y alimentos de régimen

La sacarina, el aspartamo y el acesulfame K son edulcorantes no calóricos aprobados en Estados Unidos por The Food and Drug Administration (FDA) y pueden tener interés para diabéticos si se quiere disminuir calorías y cantidad de azúcar soluble. La sacarina no se recomienda en el embarazo, pues atraviesa la placenta. En cuanto a los «alimentos de régimen» o «aptos para diabéticos» son alimentos modificados para aportar menos azúcares y más fibra, pero a veces contienen más grasa. Es preciso leer bien las etiquetas y consultar al equipo terapéutico.

CAPÍTULO XII

La dieta de un diabético

Una vez conocido el planteamiento general de la alimentación en la diabetes, así como los principios de una dieta equilibrada y descritos en profundidad los grupos de alimentos y el imprescindible concepto de intercambio, la dieta de un diabético se planifica según dichos intercambios. A continuación ofrecemos algunos ejemplos con diferentes contenidos en cuanto a macronutrientes, correspondientes a dos prescripciones nutricionales distintas, pero dentro de las directrices de la Asociación Americana de Diabetes (ADA).

Modelo 1. Planificación dietética correspondiente a un reparto *clásico* de 55 por ciento de carbohidratos, 30 por ciento de grasa y 15 por ciento de proteínas.

Modelo 2. Planificación dietética correspondiente a un reparto de 45 por ciento de carbohidratos, 40 por ciento de grasa y 15 por ciento de proteínas.

En ambos casos la suma del aporte de carbohidratos y de grasa monoinsaturada está entre el 60-70 por ciento según las directrices de la ADA (American Diabetes Association) y el aporte de grasa saturada es < 10 por ciento.

Modelo 1

Menús de 1.250 a 3.000 calorías por raciones o intercambios (4 tomas).

Proteínas, 10-20 por ciento; hidratos de carbono, 55 por ciento; grasa, 30 por ciento.

	1.250	**1.500**	**1.750**	**2.000**	**2.250**	**2.500**	**2.750**	**3.000**
Desayuno								
Lácteos	1	1	1	1	1	1,5	1,5	1,5
Alimento hidrocarbonado	2	2	3	4	4	4,5	4,5	5,5
Alimento proteico			1	1	1	1	1,5	1,5
Fruta	2	2	2	2	2	2	3	3
Media mañana o merienda								
Lácteos								
Alimento hidrocarbonado	2	2	3	3	4	4	4	5
Alimento proteico	0,5	0,5	0,5	1	1	1	1	1
Fruta								
Comida								
Verdura	1	1	1	1	1	1	1	1
Alimento hidrocarbonado	3	4	5	6	7	9	10	11
Alimento proteico	1,5	2	2	2,5	3	3,5	3,5	4
Fruta	2	2	2	2	2	2	2	2

	1.250	1.500	1.750	2.000	2.250	2.500	2.750	3.000
Cena								
Verdura	1	1	1	1	1	1	1	1
Alimento hidrocarbonado	2	3	4	5	6	7	8	9
Alimento proteico	1,5	2	2	2	2,5	2,5	3	3
Fruta	2	2	2	2	2	2	2	2
Grasa total/día	4	5	6	6,5	7,5	8	9	10

Modelo 2

Menús de 1.500 a 2.500 calorías por raciones o intercambios (4 tomas).

Proteínas, 15 por ciento; hidratos de carbono, 45 por ciento; grasa, 40 por ciento.

	1.500	1.750	2.000	2.250	2.500
Desayuno					
Lácteos	1	1	1	1	1,5
Alimento hidrocarbonado	2	2	3	3	3,5
Alimento proteico		1	1	1	1
Fruta	2	2	2	2	2
Media mañana o merienda					
Lácteos					
Alimento hidrocarbonado	1	2	2	3	3
Alimento proteico	0,5	0,5	1	1	1
Fruta					

	1.500	1.750	2.000	2.250	2.500
Comida					
Verdura	1	1	1	1	1
Alimento hidrocarbonado	2	4	4	5	7
Alimento proteico	2	2	2,5	3	3,5
Fruta	2	2	2	2	2
Cena					
Verdura	1	1	1	1	1
Alimento hidrocarbonado	2	3	4	4	6
Alimento proteico	2	2	2	2,5	2,5
Fruta	2	2	2	2	2
Grasa total/día	7	8	9	10	10,5

CONFECCIÓN DE MENÚS EN LA DIETA POR INTERCAMBIOS

Para la confección de los menús es preciso *traducir* el número de intercambios a gramos de alimento y su equivalente en medidas culinarias.

Por ejemplo: un intercambio de arroz = 15 gramos de arroz, dos intercambios de arroz (2 x 15 gramos) = 30 gramos de arroz.

En la vida cotidiana es la persona con diabetes quien confecciona sus propios menús a partir de la prescripción de intercambios.

Ejemplo de comida

Supongamos que, según su planificación, tiene usted *derecho* en la comida a:

- Un intercambio de verdura, y usted decide tomar:
  - — Medio intercambio como verdura de primer plato.
  - — El otro medio como ensalada acompañando al filete.
- Cuatro intercambios del grupo de alimentos hidrocarbonados (cereales, tubérculos, legumbres, etcétera) y a usted le apetece y conviene distribuir entre:
  - — La patata que acompaña a la verdura del primer plato (un intercambio).
  - — Un buen trozo de pan para acompañar a la comida: 60 (tres intercambios).

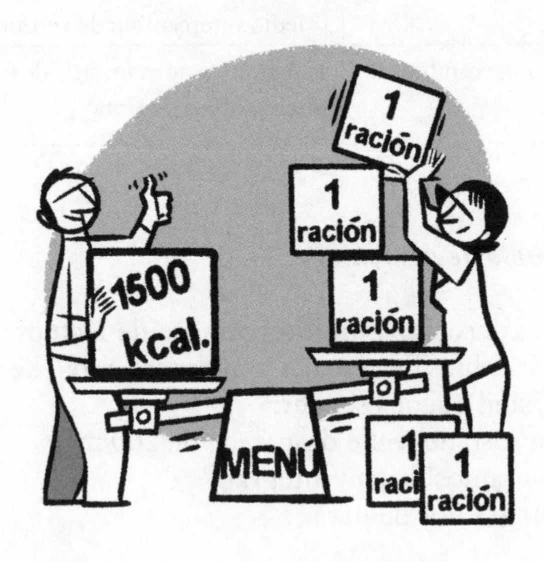

— Dos intercambios de alimentos proteicos, que usted *transforma* en un filete a la plancha.
— Dos intercambios de fruta, que usted elige tomar como una manzana grande (160 gramos).

Un intercambio de verduras	150 gramos de acelgas (medio intercambio de verduras) con 50 gramos de patatas (un intercambio de cereales)
Cuatro intercambios de cereales	60 gramos de pan (tres intercambios de cereales)
Dos intercambios de carne (2-5 gramos de grasa)	100 gramos de filete de buey a la plancha (dos intercambios de carne) con 150 gramos de ensalada de lechuga y tomate (medio intercambio de verduras)
Dos intercambios de frutas	160 gramos de manzana (dos intercambios de fruta)

Ejemplo de desayuno

Tiene derecho a un intercambio de lácteos, dos intercambios de cereales y un intercambio de fruta. Usted puede escoger:

- Un vaso de leche desnatada de 200 ml.
- 40 gramos de pan integral.
- 200 gramos de pera.

Este desayuno es igual que elegir:
- 2 yogures desnatados naturales.
- 30 gramos de cereales ricos en fibra.
- Un plátano de 100 gramos.

Es decir, son dos desayunos diferentes pero equivalentes en composición.

A continuación le ofrecemos algunas indicaciones que pueden serle útiles para la confección de los menús:
- Siempre se debe tener en cuenta que las cantidades de alimentos expresadas son por 100 gramos de porción comestible, y esto significa que los alimentos deben estar limpios, sin desperdicios (grasa, huesos, espinas, cáscaras, etcétera) y pesados en crudo. Los intercambios del grupo de los cereales y derivados pueden ser sustituidos en ocasiones por frutas y verduras siempre teniendo en cuenta el número de intercambios y la cantidad.
- También puede serle útil conocer las equivalencias de peso de medidas de uso habitual:

Rebanada de pan de 2 cm de grosor de una barra grande de pan	30-40 gramos
Vaso de agua o taza de leche	200 cc
1 yogur	125 cc
1 cucharada de aceite	10 cc
1 cucharada (colmada) de azúcar	20 gramos
1 cucharada de arroz (crudo)	20-25 gramos
1 cucharada de harina	20-25 gramos

1 cucharadita de aceite	5 cc
1 cucharadita de azúcar	10 gramos
1 sobre de azúcar	10 gramos
1 terrón de azúcar	5 gramos
1 cucharada de mermelada	20-25 gramos
1 envase individual de mermelada	15 gramos
1 porción individual de mantequilla	15 gramos
1 puñado (con la mano cerrada) de arroz o pasta pequeña	20-25 gramos
1 taza de café de arroz o pasta pequeña	80-100 gramos
2 cucharadas de lentejas en crudo	20 gramos
3 cucharadas de garbanzos en crudo	40 gramos
20 unidades de macarrones	15 gramos
1 plato hondo de verdura	200-300 gramos
1 pieza de fruta de tamaño normal	150 gramos
1 vaso de vino	100 gramos
1 patata un poco mayor que la medida de un huevo	100 gramos

CAPÍTULO XIII

Ejercicio físico y diabetes

El organismo humano es una central de energía muy compleja y sofisticada, cuya producción energética reemplea en la vida celular y en la posibilidad de realizar todo tipo de actividades y movimientos.

La energía, procedente de los alimentos, se almacena en forma de moléculas de ATP, que en el músculo se transforman en energía cinética gracias a complejos procesos que precisan de la presencia de oxígeno. Por eso, para la actividad física es imprescindible una adecuada oxigenación.

Para la producción celular de ATP, la glucosa es el sustrato primero, preferencial e imprescindible. Por eso la insulina es una hormona crucial para aumentar la producción hepática de glucosa e introducir la misma en la célula. Cuando transcurre cierto tiempo de ejercicio, se van liberando ácidos grasos de los depósitos de grasa, se produce una cierta *insulinorresistencia* muscular para permitir la entrada de los ácidos grasos a la célula muscular, como sustrato energético y ahorrar glucosa, que en esos momentos ya escasea en el organismo. Finalmente, en el ejercicio muy intenso o prolongado la secreción de insulina disminuye y se incrementa la producción de otras hormonas, llamadas *contrarreguladoras*, como el cortisol, las catecolaminas, el glucagón, la hormona de crecimiento, la hormona antidiurética, etcétera, cuya finalidad es regular el metabolismo energético, asegurar los cambios cardiovasculares imprescindibles para una adecuada oxigenación, impedir la deshidratación y asegurar un mínimo de glucosa aun a costa de otros sustratos para que no se produzcan hipoglucemias.

En las personas no diabéticas el ejercicio aumenta mucho la sensibilidad a la insulina, mejora el perfil lipídico bajando los niveles de colesterol LDL (malo) y elevando el HDL (bueno), mantiene la masa muscular y aumenta la circulación periférica y la capacidad funcional respiratoria.

Para los diabéticos se ha recomendado siempre el ejercicio físico como una parte del tratamiento de la enfermedad, no sólo porque consume glucosa y ayuda a mantener los niveles de glucemia cercanos a los normales, sino también por el efecto beneficioso que tiene en la prevención de las complicaciones crónicas de la diabetes, especialmente las cardiovasculares, y sobre la misma expectativa de vida. Sin embargo, en esta enfermedad, y especialmente en la diabetes tipo 1, los cambios metabólicos y hormonales son más complejos y la prescripción adecuada del ejercicio físico es más difícil. Por eso es imprescindible conocer más a fondo la cuestión.

EFECTOS METABÓLICOS DEL EJERCICIO EN LA DIABETES TIPO 2

Ya sabemos que en esta enfermedad tenemos hiperinsulinismo e insulinorresistencia. Durante el ejercicio físico intenso disminuye la producción hepática de glucosa, aumenta la captación de la misma por la célula y disminuyen los niveles de insulina. Un programa de actividad física moderada puede mejorar enormemente la insulinosensibilidad y ser de gran beneficio en el control metabólico del diabético tipo 2 y de sus factores de riesgo cardiovascular: mejora de la tensión arterial, de los niveles de lípidos y en conjunto podemos decir que el ejercicio físico es una de las herramientas terapéuticas más eficaces en la diabetes tipo 2, pero desgraciadamente menos utilizadas.

Incluso se ha podido demostrar la eficacia del ejercicio físico tanto en la prevención de la diabetes tipo 2 en individuos predispuestos como en la *curación* de la enfermedad, entendiendo ésta como la desaparición de niveles elevados de glucemia en sangre y la casi normalización de la sensibilidad a la insulina. ¿Qué más argumentos se necesitan para incorporarse si es usted diabético tipo 2, junto con sus familiares, a una vida más activa que incluya ejercicio físico frecuente?

EFECTOS METABÓLICOS DEL EJERCICIO EN LA DIABETES TIPO 1

En este tipo de diabetes la situación es mucho menos simple. Los factores que influyen en la respuesta metabólica al ejercicio en un diabético tipo 1 son muchos y complejos, como es el control habitual del paciente, la cantidad, el tipo, el horario y la pauta de administración de la insulina, la cantidad de carbohidratos habitualmente ingerida y la que se realiza antes del ejercicio, así como la intensidad, el tipo y la duración del mismo.

Pero de todos ellos el factor más determinante es la disponibilidad de insulina en el momento de comenzar el ejercicio. Si la insulina ha sido inyectada subcutáneamente poco antes del ejercicio, su liberación continua va a impedir la necesaria disminución de los niveles de insulina que permitan evitar la hipoglucemia. Es decir, el aumento de producción por parte del hígado, la liberación y la utilización de los ácidos grasos, de forma que la hipoglucemia es inevitable a no ser que se tomen suplementos de hidratos de carbono. Esto ocurre si el ejercicio se realiza entre treinta y noventa minutos después de una inyección de insulina ultrarrápida o dos-tres horas después de una insulina rápida (regular) o en el momento de máxima acción de una insulina intermedia (NPH, NPL...).

En condiciones de hipoinsulinemia, es decir, cuando han pasado muchas horas desde la última inyección de insulina, lo que se produce es un incremento importante de la producción hepática de glucosa motivada por la ausencia de freno de la insulina, y por la acción de las hormonas contrarreguladoras asociadas al ejercicio: glucagón, cortisol, catecolaminas... Al no poder captar la célula la glucosa circulante (por la falta de insulina) se produce una hiperglucemia, que a veces es severa. Esto puede extrañar enormemente a diabéticos y terapeutas, pues parece un efecto paradójico del ejercicio, que en conjunto estamos recomendando siempre en un diabético. *Doctor, me he puesto a hacer ejercicio, a quemar glucosa porque tenía 280 mg/dl y cuando he terminado una hora después de hacer gimnasia dura tengo 350 mg/dl y encima me encuentro mal y tengo acetona en la orina.* Efectivamente, ésta es la situación que se da cuando al diabético no le queda insulina circulante, no la puede fabricar y, además de tener la producción hepática de la misma muy elevada, su utilización se ve impo-

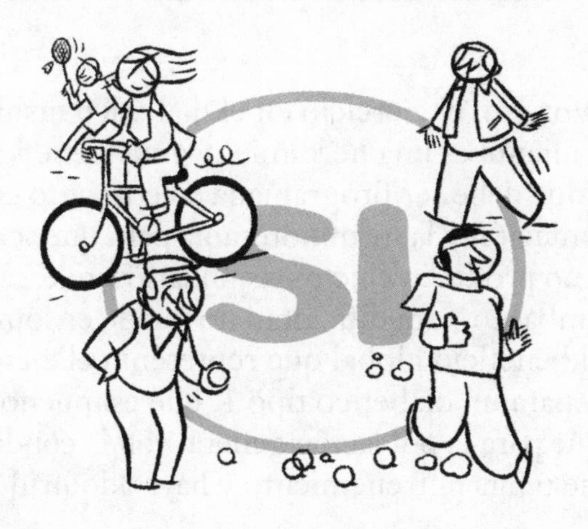

sibilitada (y por eso le sube la glucemia), porque la liberación de ácidos grasos de los depósitos lipídicos es enorme para servir como fuente energética al músculo y porque no hay insulina que le frene. La oxidación de los ácidos grasos en la célula para liberar energía da lugar a la producción de acetona, que se libera por orina.

Insulina circulante	No insulina circulante
Hígado no produce glucosa	Hígado produce mucha glucosa
No liberación de ácidos grasos	Liberación masiva de ácidos grasos
Posibilidad de hipoglucemia	Hiperglucemia
	Posibilidad de cetonemia y cetonuria

Por eso, el ejercicio en el diabético insulinodependiente es una herramienta muy beneficiosa, pero que debe ser programada en conjunto con la alimentación y la insulinoterapia para que sea eficaz y no produzca efectos secundarios indeseables. Sin embargo, esta dificultad no puede ensombrecer el beneficio global que representa el ejercicio físico para un diabético tipo 1, que es mucho mayor que para la población general con la condición de que tenga entrenamiento y haya adquirido habilidades en el manejo del control de las herramientas terapéuticas.

Factores que determinan la glucemia plasmática en respuesta al ejercicio agudo en la diabetes tipo 1:

La glucemia desciende si:

- Existe hiperinsulinemia durante el ejercicio.
- El ejercicio es prolongado (más de cincuenta minutos) o intenso.
- No se han ingerido suplementos hidrocarbonatos.

No cambia si:

- El ejercicio es corto y poco intenso.
- La concentración de insulina es normal.
- Se toman suplementos alimenticios adecuados.

Aumenta si:

- Existe hipoinsulinemia durante el ejercicio.
- El ejercicio es muy violento.
- Los suplementos hidrocarbonados son excesivos.

Beneficios del ejercicio físico sobre la diabetes

- Ayuda al mejor control metabólico a largo plazo.
- Disminuye las concentraciones basales de glucosa en sangre, así como las poscomida (posprandiales).
- Aumenta la sensibilidad a la insulina.
- Ayuda al control y a la reducción del peso.

- Reduce los factores de riesgo cardiovascular.
- Mejora la función cardiovascular con aumento del consumo máximo de oxígeno y descenso de la frecuencia cardiaca para el mismo nivel de esfuerzo físico.
- Mejora la sensación de bienestar y la calidad de vida del paciente diabético.

¿Cualquier tipo de ejercicio y sin precauciones?

Cuando se habla de ejercicio como el gran aliado de los diabéticos, no se puede obviar que es importante tomar una serie de precauciones y recomendaciones.

Las recomendaciones generales son:

- Hacer ejercicio regular diariamente si es posible.
- Evitar hacer ejercicio si el control metabólico es deficiente.
- El ejercicio extenuante no es necesario. Los ejercicios suaves (pasear) son beneficiosos también.
- Es preciso adaptar el tipo y la intensidad del ejercicio a la capacidad física.
- Se debe vigilar el calzado y el estado de los pies. Hay que inspeccionarlos antes y después del ejercicio.
- No conviene hacer ejercicio al aire libre cuando las condiciones climatológicas son extremas.

Las precauciones con el ejercicio son:

- Cuando se tiene trastornos de la sensibilidad en extremidades inferiores.

- Cuando se padece una enfermedad cardiovascular o tromboembólica reciente o no controlada.
- Si la tensión arterial mínima es igual o superior a 100 y/o la frecuencia cardiaca en reposo es mayor de 100 lpm.

Las contraindicaciones son:

- Si la tensión arterial máxima es superior a 180 y/o la mínima es superior a 105 y/o la frecuencia cardiaca en reposo es mayor de 120 lpm.
- Si se tiene una enfermedad infecciosa aguda o reagudización de una enfermedad crónica asociada (hepatitis, por ejemplo).
- Si se tiene un embarazo complicado.
- Si se está en hipoglucemia o con glucemia superior a 300 y/o presencia de cetonuria.

Los ejercicios contraindicados o desaconsejados son:

- En diabéticos tratados con insulina: escalada, inmersión, vuelo o navegación en solitario y en general deportes de alto riesgo, especialmente si se practican en solitario.
- Cuando se padece retinopatía proliferativa, están contraindicados los ejercicios extenuantes por riesgo de hemorragia ocular.

PRESCRIPCIÓN DEL EJERCICIO: CONCEPTOS BÁSICOS

Es fundamental conocer la intensidad y el tipo de ejercicio. Por eso hay que revisar algunos conceptos:

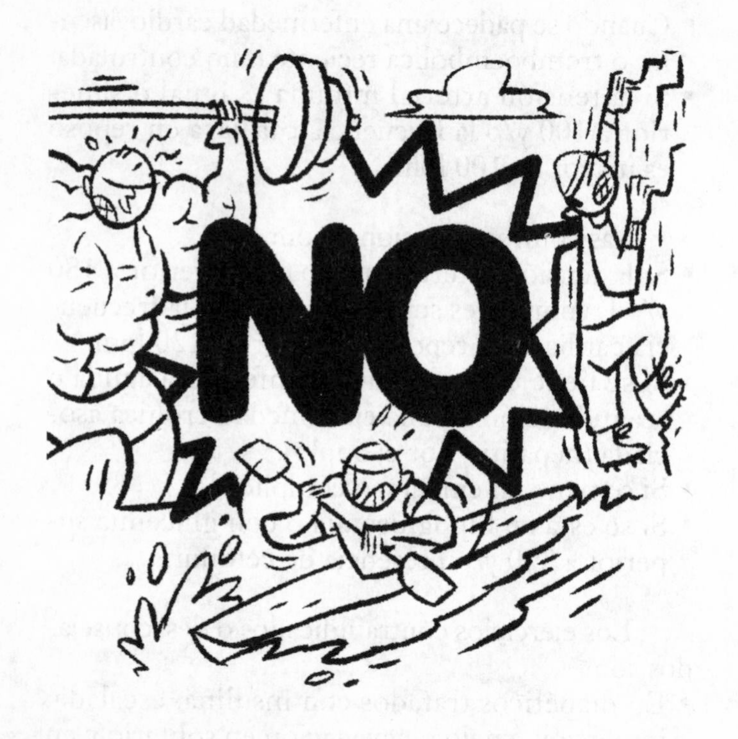

Intensidad del ejercicio. La mejor manera de determinarla es mediante la frecuencia cardiaca, ya que guarda relación con el volumen de oxígeno máximo utilizado. La frecuencia cardiaca máxima declina con la edad y mantiene diferencias individuales. Sus valores se pueden obtener realizando a la persona con diabetes una prueba de esfuerzo o simplemente aplicando la fórmula: frecuencia cardiaca máxima = 220 – edad.

Es decir, la intensidad máxima de ejercicio que un diabético de 60 años puede alcanzar sería aquella en la que su frecuencia cardiaca ascendiera a 160 latidos por minuto. ¿Le parece mucho? Efectivamente, las principales asociaciones de medicina del deporte, como la American College Sport Medicine, recomiendan no superar nunca el 90 por ciento de ese máximo (en el ejemplo propuesto serían 144 lpm), pero lo mejor es moverse en límites más prudentes, que es lo que se llama frecuencia cardiaca de reserva, que se encuentra entre el 50 y el 85 por ciento de la máxima (volviendo de nuevo al ejemplo, se situaría entre 80 y 137 lpm). No es aconsejable superar el límite bajo de esta frecuencia de reserva si el nivel de forma física es muy bajo.

Otra forma de calcular la frecuencia cardiaca de reserva es restar de la frecuencia cardiaca máxima la frecuencia cardiaca que se tiene en reposo sentado. Supongamos una diabética de 40 años que tiene en reposo 82 lpm y que no está nada entrenada. Su frecuencia cardiaca máxima sería 180 lpm y su frecuencia de reserva sería 98 lpm.

Estos límites de frecuencia cardiaca sirven para marcar las fases necesarias en un ejercicio o entrenamiento físico para cualquier persona, especialmente si supera los 40 años, pero desde luego para todo diabético. En los primeros cinco minutos o fase de calentamiento se debe subir sólo un 10 por ciento la frecuencia cardiaca de reposo. Entre los veinte y los treinta minutos de la realización del ejercicio aeróbico se irá subiendo paulatinamente hasta la frecuencia cardiaca de reserva para después descender de nuevo a la de reposo en los diez minutos de la fase de enfriamiento. Lógicamente, cuanto más entrenado está un individuo y, por tanto, su frecuencia cardiaca de reposo desciende podrá realizar ejercicios más intensos, ya que la frecuencia cardiaca de reserva será mayor. Volviendo al ejemplo de la mujer diabética, a los seis meses de realizar un programa de ejercicio físico su frecuencia cardiaca de reposo ha bajado a 74 lpm, por lo que su frecuencia cardiaca de reserva subiría a 106 lpm.

NORMAS ORIENTATIVAS PARA TOMAR SUPLEMENTOS HIDROCARBONADOS SEGÚN EL TIPO Y LA DURACIÓN DEL EJERCICIO

Intensidad del ejercicio	Valores de glucemia (mg/dl)	Suplementos de carbohidratos
Baja, a < 50 por ciento de la FCM Pasear Bolos Tenis en parejas Correr suave Paseos en bici	< 100	10-15 gramos de carbohidratos antes (= 1 intercambio o $1\frac{1}{2}$ intercambios)
Pasear Bolos Tenis en parejas Correr suave Paseos en bici	> 100	No precisa comer

Intensidad del ejercicio	Valores de glucemia (mg/dl)	Suplementos de carbohidratos
Moderada, a 50-70 por ciento de la FCM Tenis individual Nadar Correr Golf Ciclismo	< 100	25-50 gramos (2,5 a 5 intercambios) antes y 10-15 (1-1½) por hora de ejercicio
Tenis individual Nadar Correr Golf Ciclismo	100-180	10-15 gramos (1-1½ intercambios) antes
Tenis individual Nadar Correr Golf Ciclismo	180-300	No precisa comer
Tenis individual Nadar Correr Golf Ciclismo	> 300	No hacer ejercicio
Fuerte, a 70-85 por ciento de la FCM Fútbol Jockey Ciclismo Squash Remo	< 100	50 gramos (5 intercambios) antes y 10-15 gramos (1-1½ intercambios) por cada hora de ejercicio

Intensidad del ejercicio	Valores de glucemia (mg/dl)	Suplementos de carbohidratos
Fútbol Jockey Ciclismo Squash Remo	100-180	25-50 gramos (2½ a 5 intercambios) antes
Fútbol Jockey Ciclismo Squash Remo	180-300	10-15 gramos (1 a 1½ intercambios) antes
Fútbol Jockey Ciclismo Squash Remo	> 300	No hacer ejercicio

LOS DEPORTES DE FUERZA/POTENCIA, UN CASO «ESPECIAL»

En deportes como la halterofilia (el lanzamiento o el levantamiento de pesas) y el culturismo se requiere una gran intensidad de esfuerzo en un corto espacio de tiempo. Estas actividades suponen una importante activación de las hormonas *contrarreguladoras*, es decir, de aquellas que elevan la producción de glucosa: cortisol, hormona de crecimiento, etcétera, y, por otro lado, el consumo de glucosa por parte del tejido muscular es muy bajo debido a la corta duración del movimiento muscular. Por ello se suelen mantener o incluso elevar los niveles de glucosa en sangre, que obligará en algunos casos a incrementar algo los niveles de insulina. En general no es necesaria la suplementación con hidratos de carbono.

Resumen

El ejercicio físico mejora la sensibilidad a la insulina.

El ejercicio físico previene la diabetes tipo 2 porque disminuye el tejido adiposo e incrementa la sensibilidad a la insulina.

El ejercicio físico, iniciado en condiciones de hipoinsulinemia (niveles bajos de insulina en sangre), predispone a la hiperglucemia y la cetosis debido a la acción de las hormonas contrarreguladoras que incrementan aún más los valores de glucosa circulantes.

El ejercicio físico que se inicia en el máximo de concentración y acción de la insulina puede conducir a situaciones de hipoglucemia, potencialmente graves.

Los beneficios del ejercicio físico están bien documentados, pero también existen riesgos potenciales, como son la alteración del control metabólico (hipo o hiperglucemias), las complicaciones cardiovasculares y el agravamiento de las complicaciones específicas de la diabetes (retinopatía, lesiones en los pies...).

CAPÍTULO XIV

Educación diabetológica

Es una faceta imprescindible en el tratamiento de una persona con diabetes. Aunque incluye un adiestramiento profundo en todas las técnicas de autocuidado y monitorización de los parámetros de control, es más que eso, ya que implica una vertiente creativa en la que el médico y/o educador constituyen la guía del autoconocimiento que cada diabético va adquiriendo sobre su enfermedad y la forma de abordar todas las facetas del tratamiento, así como el aprendizaje de actitudes positivas para afrontar las diferentes vicisitudes de la enfermedad en el curso vital y lograr una buena adaptación de la persona con diabetes a su situación personal, edad, entorno etcétera.

La educación diabetológica comprende adiestramiento en los tres ámbitos fundamentales:

1) El tratamiento de la enfermedad.

2) Las conductas en relación con dichos tratamientos.

3) Las actitudes en relación a la enfermedad.

En relación con el tratamiento, tienen como objetivo que la persona con diabetes conozca y pueda manejar los elementos básicos de su tratamiento:

- Conocimientos básicos de la enfermedad: etiología, formas de diabetes, síntomas, riesgos de complicaciones agudas y crónicas, y elementos farmacológicos de su tratamiento: insulinas o antidiabéticos orales...
- Manejo de la insulina (en su caso): técnicas de inyección, zonas de inyección, manejo de jeringuillas o inyectores, conservación y transporte de la insulina.
- Autocontrol analítico: medición de glucemia capilar, manejo de glucómetro, tiras reactivas para glucosuria y cetonuria.
- Recomendaciones alimenticias: conocimiento de los nutrientes, de los grupos de alimentos, concepto de intercambio alimentario, manejo de los intercambios en función del ejercicio, la glucemia, etcétera.
- Prácticas de autoexploración y cuidado de pies, boca, etcétera.
- Conocimiento de los beneficios del ejercicio y su planificación en función del tratamiento.
- Reconocimiento de las situaciones de hipoglucemia e hiperglucemia y la manera de actuar para tratarlas y prevenirlas.

Normalmente todos estos conocimientos se refuerzan con material educativo de apoyo: cuadernos, folletos, material audiovisual, etcétera (véanse páginas siguientes con la reproducción de los folletos informativos).

En relación con la conductas, el adiestramiento de una persona con diabetes incluye la supervisión de la puesta en práctica de procedimientos como: manejo de los intercambios alimenticios, decisiones de suplementos en situaciones especiales, elección de ejercicio físico según la situación, realización de los perfiles de glucemia capilar, inspección de calzado, ojos, etcétera, así como la realización de talleres de adiestramiento sobre actuaciones en caso de glucemias alteradas o incluso descompensaciones agudas o situaciones imprevistas.

En relación con las actitudes, es muy importante que la persona con diabetes desarrolle actitudes positivas que repercutan de forma favorable en el tratamiento y en su calidad de vida. En ese sentido debe potenciarse la capacidad de acción y la sensación de autonomía, las actitudes preventivas prudentes y acordes con la concienciación de su problema y por último el asociacionismo y la pertenencia a grupos de autoayuda.

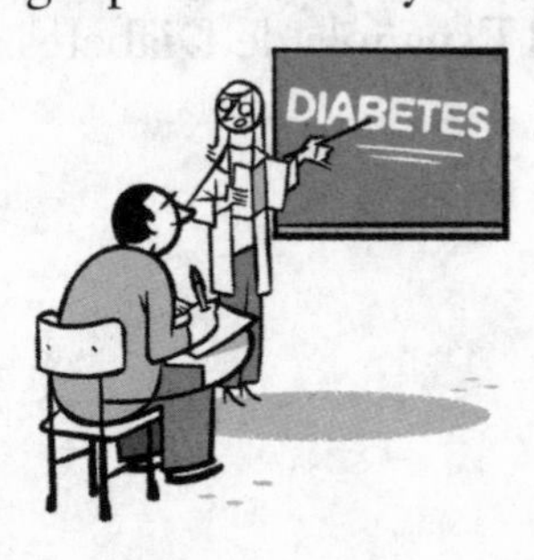

EQUIPOS DE EDUCACIÓN TERAPÉUTICA

El adiestramiento y el aprendizaje de una persona con diabetes constituyen una tarea continua e interactiva entre la persona que padece la enfermedad y un equipo de atención multidisciplinar, que cuente al menos con un médico, una/un educadora/or (habitualmente una/un ATS especializada/o) y un dietista; es deseable contar también con psicólogos; todos ellos en contacto con otro gran número de profesionales como oftalmólogos, podólogos, rehabilitadores, cardiólogos, nefrólogos, etcétera.

Fichas educativas de la Sociedad Española de Diabetes (elaboradas por el Grupo de Educación Terapéutica, GEET)

Como se ha comentado, en el proceso de adiestramiento se utiliza material educativo escrito para reforzar lo aprendido. A continuación reproducimos algunos folletos educativos elaborados por el Grupo de Educación Terapéutica en Diabetes (GEET) de la Sociedad Española de Diabetes.

DISFUNCIÓN SEXUAL Y DIABETES

La sexualidad es esencial en la vida de cualquier persona, para su autoestima, su equilibrio emocional y sus relaciones de pareja. Los trastornos sexuales son relativamente frecuentes y muy diversos en la población general en algún momento de la vida, y por su carácter personal e íntimo resultan, a veces, un tema complejo y difícil de exponer al equipo médico.

En ocasiones los problemas sexuales son considerados por el que los padece como algo irremediable, propio de la edad o consecuencia inevitable de otra enfermedad, como en el caso de algunas personas con diabetes de larga evolución.

Formas de disfunción sexual en la persona con diabetes

A veces los problemas son transitorios debido a enfermedades intercurrentes, a consumo de determinados fármacos e incluso a situaciones de hipo e hiperglucemia.

Otras veces pueden ser de causa circulatoria, neurológica o incluso hormonal. Finalmente los trastornos sexuales pueden ser debidos a causas psicológicas como estrés, alteraciones emocionales, depresión, baja autoestima y el propio temor anticipado a sufrir dichas complicaciones.

En los *hombres* el trastorno sexual más frecuente que puede surgir a largo plazo debido

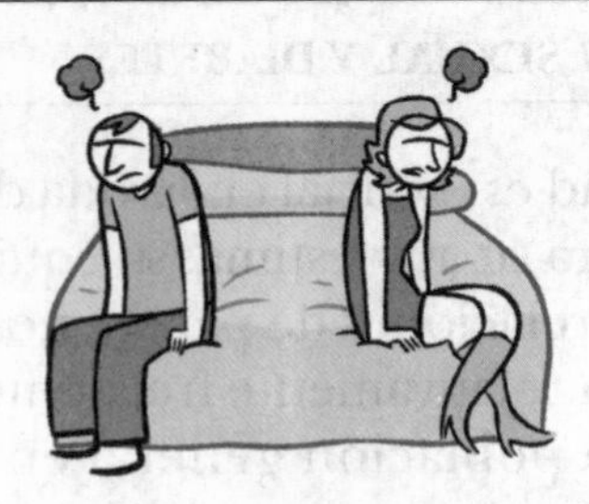

a la diabetes es la disfunción eréctil (impotencia).

En el caso de las *mujeres* puede presentarse dificultad para lograr el clímax sexual. Además, la menopausia puede causar problemas físicos y psicológicos, como frigidez, sequedad vaginal, depresión, insomnio, etcétera, que pueden iniciar o agravar las disfunciones sexuales.

Recomendaciones

El primer paso esencial para afrontar el trastorno pasa por reconocer el problema y plantearlo abiertamente a ser posible con la pareja o a los profesionales. Para el hombre existen fármacos que, con distintas formas de administración y según cada caso, actúan sobre las terminaciones nerviosas y/o los vasos sanguíneos del pene para así conseguir una erección completa. En la mujer el uso de cremas vaginales o determinados tratamientos hormonales en la menopausia, adecuadamente valorados, pueden ser muy eficaces.

En cualquier caso, el apoyo psicológico puede ser útil para afrontar el problema y actuar sobre la disminución del deseo sexual, la excesiva autocrítica y la sensación de evaluación que suelen acompañar a estas situaciones.

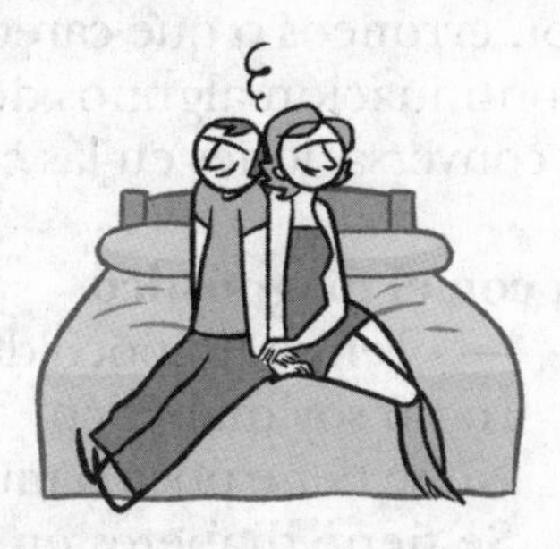

Recuerda que
El abordaje de los problemas sexuales requiere una cuidadosa evaluación, cada caso tiene que valorarse individualmente y la comunicación con el profesional es imprescindible.

En la actualidad se dispone de posibilidades de tratamiento para estos trastornos, según sea su origen o su causa.

El juego, la curiosidad y la búsqueda de nuevas sensaciones, más allá de la mera genitalidad, son posibilidades de enriquecimiento que en todo caso es interesante potenciar.

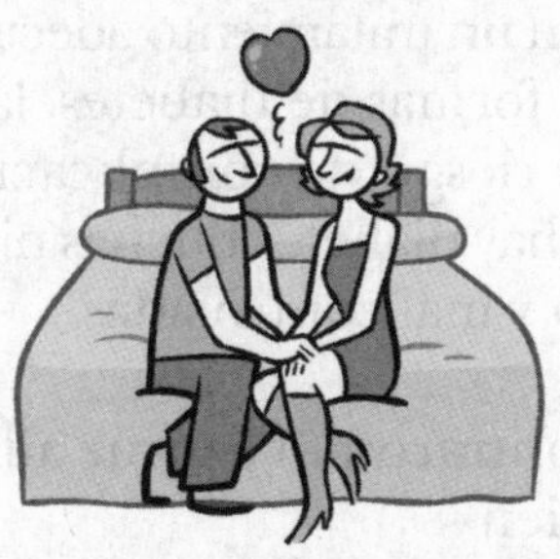

TÓPICOS ERRÓNEOS EN DIABETES

En relación con la diabetes existen muchos tópicos que son erróneos o que carecen de base. Se citan a continuación algunos de ellos recogidos de las conversaciones en las consultas.

En relación con el diagnóstico

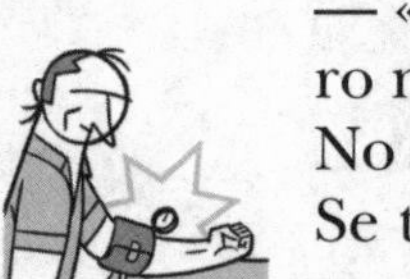

— «Tengo un poco de azúcar pero no soy diabético»
No se tiene poco o mucho azúcar. Se tiene diabetes en función de unos niveles de glucosa en sangre que están científicamente establecidos.

— «Como no me pongo insulina no soy diabético»
Las personas con diabetes pueden ser tratadas sólo con recomendaciones dietéticas o bien añadiendo pastillas y/o insulina.

— «No me pongo insulina; tengo la diabetes buena»
Todos los tipos de diabetes, necesiten o no insulina, requieren un tratamiento adecuado. En cualquiera de las formas de diabetes, la glucosa elevada implica riesgo de complicaciones a largo término. No hay diabetes buenas ni malas; en todo caso, bien y mal controladas.

— «Me encontraron el azúcar alto, pero ahora ya estoy bien»

Una vez diagnosticada la diabetes, los niveles de glucemia pueden normalizarse gracias al tratamiento. En sentido estricto, la diabetes no está curada aunque puede estar perfectamente controlada.

En relación con el tratamiento

— «La dieta es monótona y aburrida»

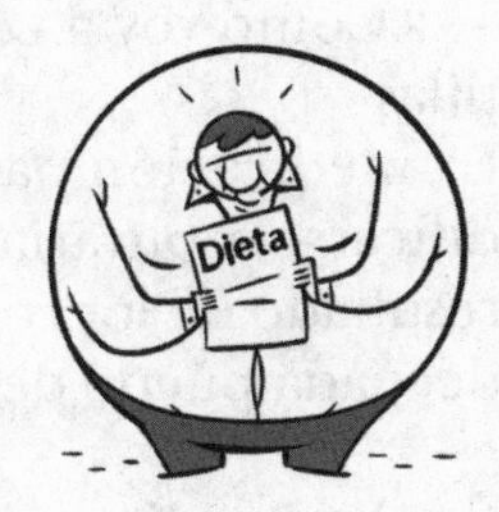

La alimentación de un diabético sin exceso de peso puede ser tan variada como se desee siempre que se sepan utilizar las equivalencias entre los diferentes grupos de alimentos. En las personas con exceso de peso la restricción calórica aconsejada impone sin duda algunas limitaciones gastronómicas.

— «Alimentos para diabéticos: puedo comer lo que quiera»

Aunque sean denominados «alimentos permitidos, tolerados o especiales para diabéticos», no implica que puedan consumirse sin control. Una lectura adecuada de la etiqueta y el consejo del experto son imprescindibles.

— «Si me pongo insulina, no necesito preocuparme por la dieta»

El plan de alimentación forma parte del tratamiento, de modo que ni las pastillas ni la insulina lo sustituyen.

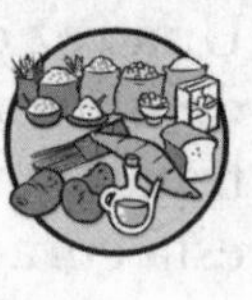

— «No debo comer legumbres, pan, melón... porque tengo diabetes»
No existen alimentos prohibidos; únicamente deben ajustarse las cantidades al plan de alimentación recomendado.

— «Como voy a comer más, tomaré más pastillas»
La medicación para la diabetes no debe modificarse arbitrariamente, sino en función del resultado de los controles. La dosificación inadecuada puede desencadenar trastornos.

— «La insulina es una droga y no me la podré quitar»

— «Si me pongo insulina me volveré diabético de verdad»

— «Con la insulina me quedaré ciego»
La insulina que los pacientes se inyectan es idéntica a la que se fabrica en el páncreas. Gracias a ella muchas personas sobreviven y otras pueden vivir mejor, por lo que se reduce el riesgo de complicaciones crónicas.

En relación con las complicaciones
— «Cuando tengo una hipoglucemia, aprovecho para hartarme»
15 a 20 gramos de azúcar son casi siempre suficientes para tratar la hipoglucemia. La ingesta

de mayores cantidades suele provocar dificultades posteriores.

— «Si controlo bien el azúcar, no es importante la tensión arterial ni el peso»

— «El tabaco no tiene nada que ver con la diabetes»

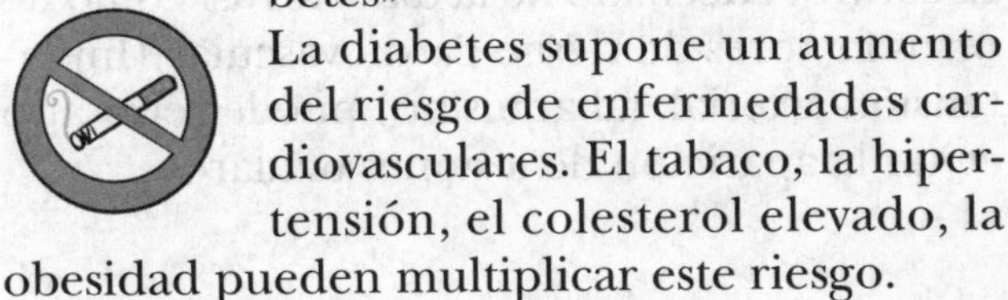

La diabetes supone un aumento del riesgo de enfermedades cardiovasculares. El tabaco, la hipertensión, el colesterol elevado, la obesidad pueden multiplicar este riesgo.

— «Si me levanto con una glucemia normal, estoy bien controlado»
El buen control implica que a lo largo de todo el día se tengan glucemias próximas a la normalidad.

— «Me siento mejor cuando tengo el azúcar alto que cuando está bajo»
Muchas personas comparten esta sensación, pero debe recordarse que la glucemia alta actúa silenciosamente, lo que favorece el riesgo de complicaciones crónicas.

Recuerda que:
Algunas creencias populares carecen de fundamento. No hay que dejar de consultar al equipo de asistencia para contrastar su veracidad.

LOS OJOS Y LA DIABETES

La afectación ocular es una de las complicaciones más frecuentes en las personas con diabetes. Su aparición y su futura evolución están en relación con el tiempo de duración de la enfermedad y con la hiperglucemia mantenida. El control adecuado de la diabetes así como de otros factores de riesgo cardiovascular (hipertensión arterial, tabaquismo) puede retrasar o evitar la aparición de lesiones oculares.

Tipos de alteraciones más frecuentes y tratamiento

Cataratas

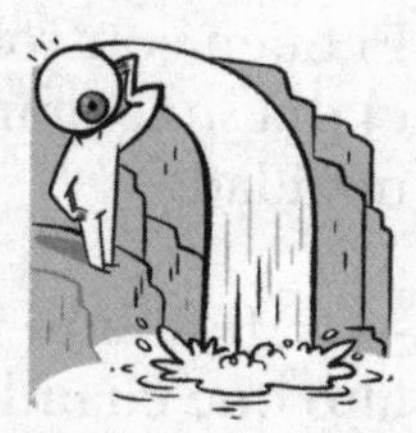

La opacificación del cristalino en la diabetes es diferente de la que se produce en la edad avanzada. Es más precoz (aparece en personas más jóvenes) y distorsiona antes la visión. Su extracción quirúrgica puede mejorar la visión y permite la exploración de la retina y su eventual tratamiento con láser.

Glaucoma

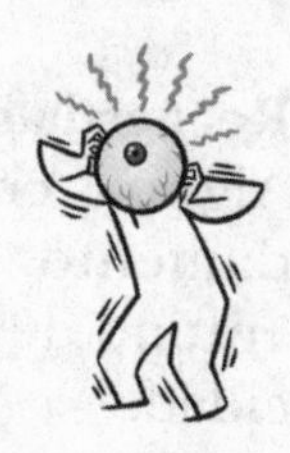

Es el aumento excesivo de presión intraocular que puede lesionar el nervio óptico. Es más frecuente en las personas con diabetes. En la mayoría de casos es controlable con medicación (colirios) y/o láser.

Retinopatía

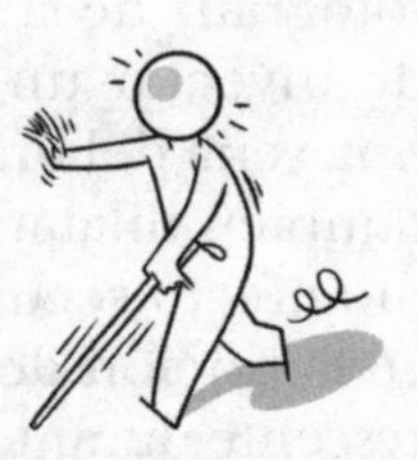

Es la más grave de las complicaciones oculares. Dejada a su libre evolución puede conducir a la ceguera. Consiste en la aparición de lesiones en los vasos de la retina que aumentan el riesgo de hemorragias. El tratamiento consiste en la fotocoagulación con láser, que podrá ser aplicado tantas veces como sea preciso, según la evolución de las lesiones.

La *fotocoagulación* consiste en la destrucción de las lesiones de la retina mediante la aplicación de un haz de luz especial, denominado láser. Su aplicación debe realizarse con la pupila dilatada y puede ser molesta, pues produce deslumbramiento y lagrimeo momentáneos. Este tipo de tratamiento, aplicado por una persona experta, es muy eficaz y no tiene efectos secundarios. El grado de recuperación de la visión después del láser dependerá del estado de las lesiones.

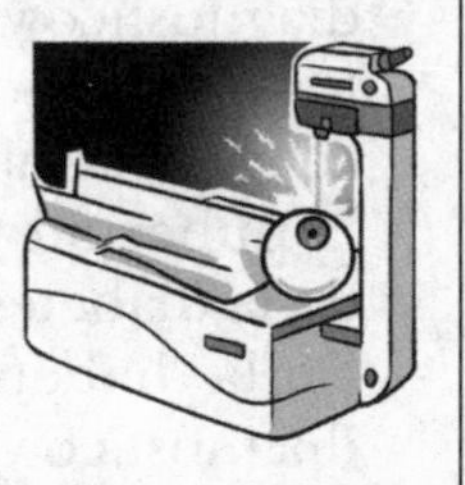

A menudo debe practicarse una angiografía previa para ser más precisos en el tratamiento y para controlar la evolución de determinadas lesiones.

La *angiografía* es una prueba diagnóstica que consiste en la fotografía de la retina después de inyectar un colorante en una vena del brazo. Es preciso también dilatar la pupila. Como efecto secundario, aparece la tinción de piel y orina de amarillo fluorescente durante veinticuatro horas. Tanto para la angiografía como para el tratamiento con láser, y al igual que en otras exploraciones (por ejemplo, un TAC), se requiere solicitar el consentimiento por escrito del paciente.

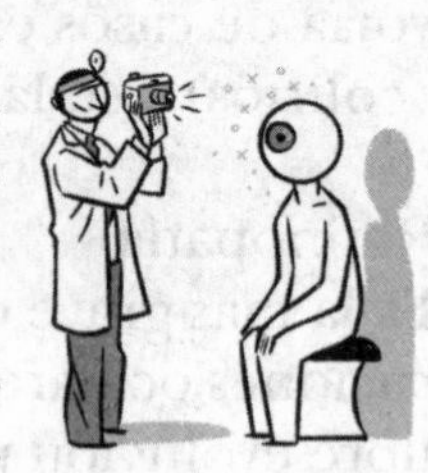

Cómo se detecta la aparición de lesiones oftalmológicas

Los síntomas aparecen tardíamente de modo que las lesiones no pueden ser detectadas de forma precoz por el propio paciente. Por este motivo debe seguir controles oftalmológicos periódicos:

— En la diabetes tipo 1 en el momento del diagnóstico y cada uno-dos años a partir de los cinco años de evolución, ya que es excepcional la aparición de alteraciones antes de la pubertad y en los primeros cinco años de la diabetes.

— En la diabetes tipo 2 en el momento del diagnóstico y cada uno-dos años.

En qué consiste la exploración oftalmológica

— Determinación de la agudeza visual

— Medición de la tensión ocular

— Exploración del fondo de ojo, que puede ser:
a) Directa, con dilatación de la pupila.
b) Con cámara amidriática (fotografía del fondo de ojo sin dilatación de la pupila).

La dilatación de la pupila provoca deslumbramiento y visión borrosa, por lo que es aconsejable acudir acompañado y no conducir durante algunas horas.

Recuerda que
— Ni la insulina ni el láser conducen a la ceguera. Las lesiones oculares mal controladas sí lo hacen.
— Es fundamental el buen control de los niveles de glucemia y de la tensión arterial.
— El tabaquismo puede agravar la retinopatía.
— Las oscilaciones en los niveles de glucemia pueden acompañarse de variaciones transitorias de la visión.
— No deben retrasarse los controles periódicos con el oftalmólogo. *El diagnóstico precoz es la mejor prevención.*

LOS PIES EN LA DIABETES

¿Por qué cuidarlos?
Los pies están habitualmente sometidos a un trabajo continuo y es preciso dedicarles una atención especial.

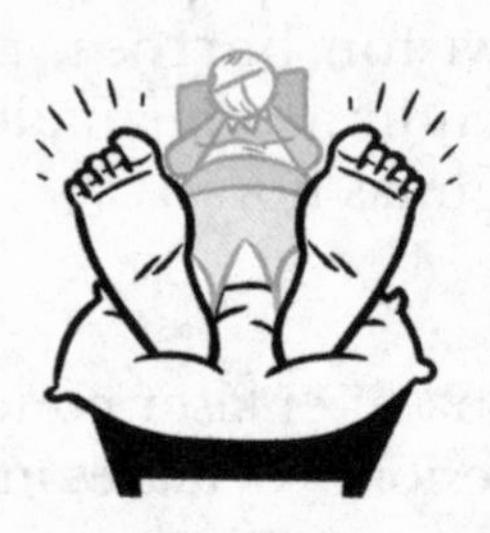

Con el paso del tiempo la diabetes puede producir una disminución de la sensibilidad nerviosa y alteraciones en la circulación sanguínea. En consecuencia, los pies de algunas personas con diabetes tienen un mayor riesgo de sufrir heridas e infecciones.

¿Cómo se valora el riesgo?
La sensibilidad nerviosa se valora de distintas formas. La más usual el diapasón y el monofilamento.

El flujo sanguíneo se comprueba mediante la palpación de los pulsos en distintas partes de las piernas o bien mediante un aparato denominado Doppler.

Cuando la sensibilidad nerviosa o el flujo sanguíneo están por debajo de ciertos límites, las personas con diabetes deben extremar sus precauciones.

Las deformidades articulares (pie plano y ancho) y las zonas de presión excesivas facilitan la aparición de úlceras a este nivel.

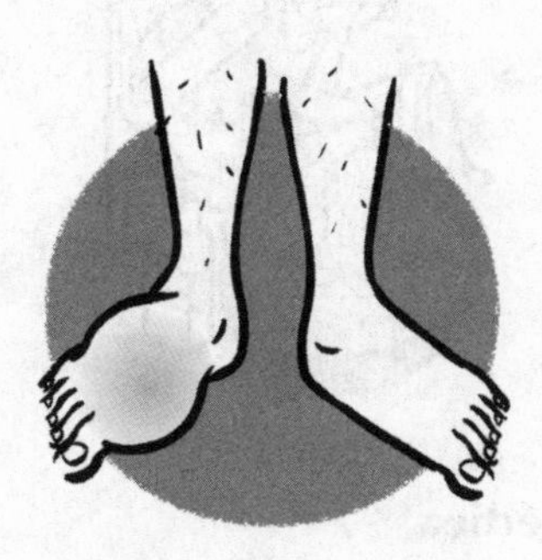

Cuidados personales

Las personas con riesgo deben ser instruidas por el equipo sanitario, ya que la prevención más eficaz puede hacerla el propio paciente.

Los cuidados personales se basan fundamentalmente en:

Inspección periódica y detenida de todo el pie.

— Higiene diaria y corte de uñas adecuado.
— Elección apropiada de calzado, medias y calcetines. El zapato debe adaptarse al pie y no el pie al zapato.
— Prevención de heridas. No andar descalzo, evitar fuentes de calor directo, revisar el interior del calzado, etcétera.

— Estilo de vida saludable (no fumar, andar regularmente, limitar la ingesta de alcohol y grasas animales...).

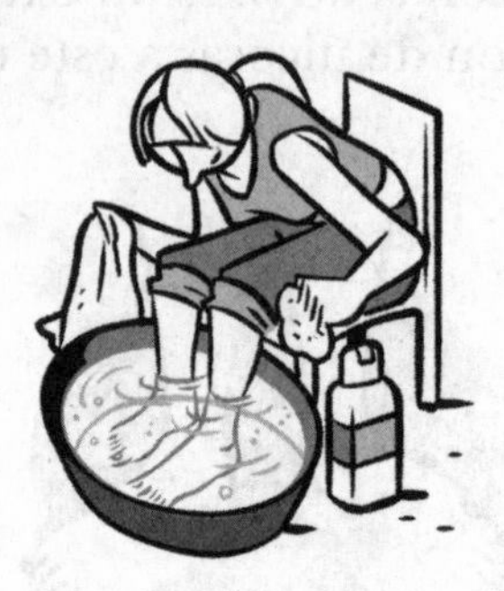

Atención médica

La aplicación de las medidas antes mencionadas por parte de los pacientes y el tratamiento adecuado e inmediato de las lesiones han hecho posible que en los últimos años las amputaciones en las personas con diabetes se hayan reducido. Los antibióticos y la cirugía arterial reconstructiva han sido decisivos para la obtención de estos buenos resultados.

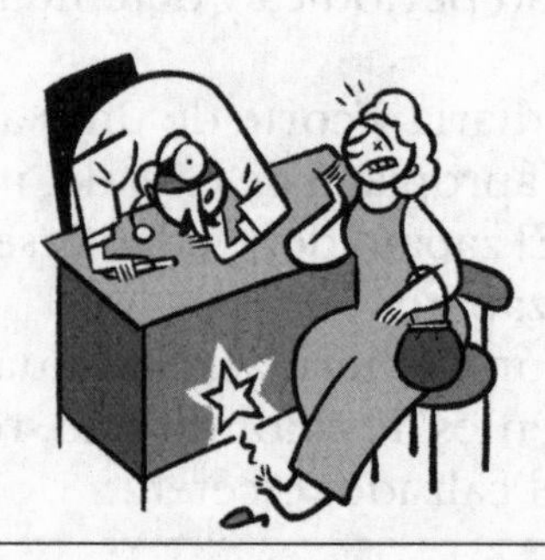

CAPÍTULO XV

Claves para el tratamiento ideal. Los diez puntos principales que un diabético debe vigilar (la ITV)

A lo largo de las páginas de este libro ha ido quedando claro que la diabetes es una enfermedad que afecta a todo el metabolismo y prácticamente a todos los órganos de nuestro cuerpo. Por eso los objetivos de buen control son amplios y requieren del propio diabético el asesoramiento multidisciplinar y un mayor control de todos los parámetros relacionados con la enfermedad. Pero ese esfuerzo permite normalizar la esperanza de vida y la calidad de la misma mediante la prevención de las complicaciones.

Traducido al terreno práctico y al lenguaje del adiestramiento y la educación diabetológicos, diríamos que en estos momentos los indicadores de buen control de la diabetes son muchos, y es el conjunto de ellos lo que condiciona una buena evolución de la enfermedad. La pregunta aún más concreta sería: *Si soy diabético, ¿qué debo vigilar prioritariamente? ¿Cuáles son los controles periódicos que, combinados, dan la foto de la situación de mi enfermedad?* Para la persona con diabetes es tan importante el control de la glucemia como el del peso, la tensión arterial, los lípidos (colesterol, triglicéridos), la vigilancia de algunos parámetros urinarios, las revisiones periódicas oftalmológicas y de los pies y la adopción de algunos estilos de vida saludables para prevenir y detener las complicaciones.

Explicaremos brevemente cada una de ellas, que constituirían como la ITV de la persona afecta de diabetes con independencia de otras revisiones asociadas a complicaciones ya presentes o enfermedades asociadas:

1. Control de los niveles de glucemia a corto y medio plazo

El análisis en casa de la glucemia capilar con la frecuencia adecuada es importante para poder modificar el tratamiento cuando sea necesario y permitir un mejor ajuste del mismo para evitar las oscilaciones. El número y el momento de los controles capilares deben individualizarse, pero es importante mostrarlos periódicamente al profesional para beneficiarse de los mejores ajustes.

La *hemoglobina glucosilada (HbA1c)* refleja el control de las glucemias de los dos-tres meses previos. Constituye el auténtico parámetro *chivato* del grado de control de la glucemia. Se debe determinar varias veces al año, dependiendo del grado de control. Niveles inferiores a siete son los deseados para la prevención de las complicaciones.

Glucemia media (mg/dl)	HbA1c (7 por ciento)
115	6
150	7
185	8
215	9
250	10
285	11

En casos de discordancia entre glucemias capilares y HbA1c es de utilidad la determinación continua de glucemia durante 24-72 horas (sensor continuo de glucosa).

2. Control del peso

Cuando existe sobrepeso, es fundamental intentar reducirlo, más que por razones estéticas porque la disminución de la grasa corporal tiene potentes efectos beneficiosos sobre la salud, y en el paciente con diabetes mejora el control global, sobre todo la disminución de la grasa abdominal, cuyo metabolismo influye poderosamente sobre la insulinosensibilidad, el control de los lípidos y la tensión arterial. La pérdida de pocos kilos de grasa mejora espectacularmente los controles de tensión arterial, HbA1c y perfil lipídico.

3. Medición frecuente de la tensión arterial

Controlar y mantener la TA inferior a 130/80 es de gran importancia, pues disminuye el riesgo de padecer problemas cardiovasculares, como han puesto de manifiesto importantes estudios epidemiológicos. Para lograrlo es necesario con frecuencia añadir a las medidas dietéticas la toma de uno o varios fármacos de forma continuada.

4. Medición de los niveles de lípidos (colesterol y triglicéridos)

En las personas con diabetes es muy frecuente la alteración de los niveles de lípidos en sangre, sobre todo la elevación de los triglicéridos y el incremento del colesterol LDL (colesterol malo) y del colesterol VLDL (el transportado por partículas de muy baja densidad). Pero también se producen alteraciones cualitativas en el conjunto de partículas lipoproteicas y otros parámetros analíticos llamados «mediadores de inflamación de bajo grado» o parámetros de «disfunción endotelial», todo lo cual potencia el riesgo cardiovascular. Por ello el diabético solicitará consejo dietético para aprender y practicar las estrategias alimentarias mejores, según las alteraciones presentes, pero muchas veces será preciso añadir la ingesta crónica de fármacos hipolipemiantes.

5. Medición anual de la microalbuminuria

La microalbuminuria es la eliminación anormal de pequeñas cantidades de proteínas por la orina. Su aparición alerta precozmente del inicio de problemas renales y cardiovasculares.

Es un trastorno reversible o al menos que puede ser frenado: conseguir cifras de HbA1c inferiores a siete, dejar de fumar, normalizar la ten-

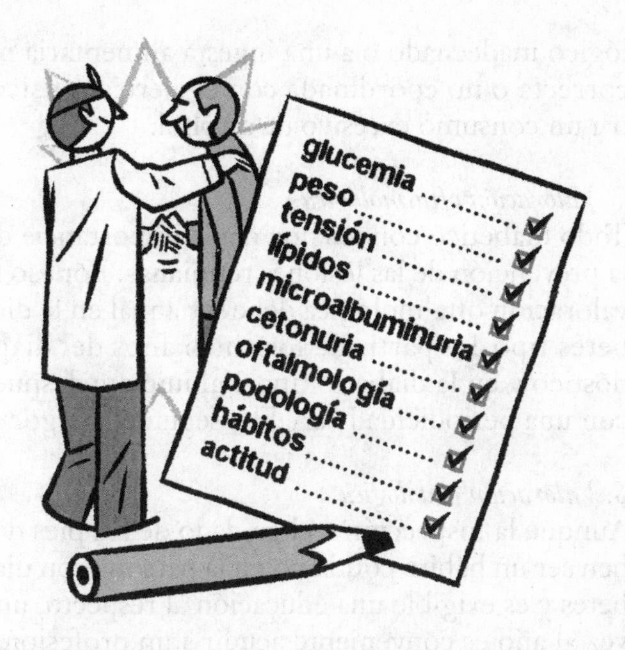

sión arterial, el tratamiento con algunos fármacos y ajustar las proteínas de la dieta pueden revertir o frenar el problema.

6. Medición de cetonuria
Siempre que la glucemia supere el nivel de 250 mg es importante, sobre todo en el diabético tipo 1, realizar un análisis de cuerpos cetónicos en orina (cetonuria) o en sangre (cetonemia).

La positividad de cuerpos cetónicos en sangre u orina exige tomar medidas que debe conocer o consultar. Algunas deben tomarse a corto plazo, pues responden a descompensaciones agudas, y otras obedecen a un tratamiento farmacológico inadecuado o a una ingesta alimentaria no correcta o no coordinada con el ejercicio físico, o a un consumo excesivo de alcohol.

7. *Valoración oftalmológica*
Todo diabético conoce hoy día la importancia de la prevención de las lesiones retinianas. Por eso la valoración oftalmológica debe ser anual en la diabetes tipo 1 a partir de los cinco años del diagnóstico y en la diabetes tipo 2 al inicio y después con una periodicidad variable, según el riesgo.

8. *Valoración podológica*
Aunque la inspección y el cuidado de los pies deben ser un hábito cotidiano en la persona con diabetes y es exigible una educación al respecto, una vez al año es conveniente acudir a un profesional para que haga la revisión de pies; la periodicidad posterior dependerá del riesgo detectado.

9. *Revisión de los hábitos de vida*
Evaluación de la *dieta habitual* realizada por el educador o el dietista: la alimentación debe adaptarse a las recomendaciones generales para el mantenimiento de la salud en la población general, pero necesita estar estructurada y planificada de acuerdo al tratamiento farmacológico (insulinas, tipo de las mismas y antidiabéticos orales), a la situación vital, a la presencia de enfermedades asociadas y al ejercicio físico habitual.

Actividad física diaria (como andar media hora al día). Los equipos de tratamiento de la diabetes carecen en general de preparadores físicos; sin embargo, sería muy beneficioso el asesoramiento periódico en este sentido. Un mayor nivel de actividad física, adecuadamente prescrita y controlada, respetando las contraindicaciones, es un arma terapéutica potente para mejorar el control de la diabetes.

No fumar o buscar el modo de *abandonar el hábito tabáquico*. *Moderar el consumo de alcohol* (uno o dos vasos de vino al día en adultos salvo contraindicaciones).

Los *factores emocionales* influyen sobre el metabolismo hidrocarbonado a veces de forma potente. Por eso es importante buscar recursos que disminuyan el estrés y potencien el bienestar vital, elementos de la vida cotidiana que influyen decisivamente en el control de la enfermedad. Se recomienda acudir a profesionales para obtener asesoramiento y realizar revisiones.

10. El último punto que hay que vigilar es la propia *actitud ante la enfermedad*. La persona con diabetes es el auténtico protagonista en el curso de la enfermedad. Los periodos inevitables de peor control son oportunidades de aprender buscando la causa y encontrando soluciones. La persona con diabetes es responsable, junto con el profesional, de hacer un seguimiento correcto y lograr los objetivos en cada etapa, en una comunicación interactiva, en un marco de auténtica «educación terapéutica».

Bibliografía

BERGIS, K., y DROST, H.: *Diccionario de diabetes.* Berlín, Editorial de Gruyter, 1988.

CAÑIZO GÓMEZ, F. J. del, y HAWKINS CARRANZA, F.: *Diabetes mellitus. Teoría y práctica.* Barcelona, Boehringer Mannheim, 1996.

FIGUEROLA, D.: *Diabetes.* Barcelona, Masson, 2003.

GRUPO DE TRABAJO INTERNACIONAL SOBRE EL PIE DIABÉTICO: *Consenso internacional sobre el pie diabético.* Madrid, 2001.

HERRERA POMBO, J. L.: *Diabetes mellitus. Bases patogénicas, clínicas y terapéuticas.* Madrid, Editorial Científico-Médica, 1981.

JIMÉNEZ ESCRIBANO, F., y BENITO MARSANS, R.: *Hitos de la diabetes.* Madrid, Europubli, 2003.

KONING, M. A.; GARRIGA, M.; RUPERTO, M.; MARTÍN, E., y VÁZQUEZ, C.: *La alimentación en la diabetes: una estrategia integral y personalizada.* Madrid, Servier, 2000.

MADRID, J.: *El libro de la diabetes.* Madrid, Aran Ediciones, 1998.

PALLARDO SÁNCHEZ, L. F.: *Diabetes mellitus no insulinodependiente*. Barcelona, Boehringer Mannheim, 1989.

VÁZQUEZ, C.; DE COS, A. I., y LÓPEZ-NOMDEDEU, C. (eds.): *Alimentación y nutrición. Manual teórico-práctico*. Madrid, Díaz de Santos, 2005.

VV. AA.: *Todo lo que debes saber sobre la diabetes infantil*. Madrid, Ministerio de Sanidad y Consumo, 1998.

La diabetes en la red. Direcciones básicas

www.sediabetes.org Sociedad Española de Diabetes.
www.seenweb.org Sociedad Española de Endocrinología y Nutrición.
www.sendimad.org Sociedad de Endocrinología, Nutrición y Diabetes de la Comunidad de Madrid.
www.easd.org Sociedad Europea para el Estudio de la Diabetes.
www.fundaciondiabetes.org Fundación Española para la Diabetes.
www.fucamdi.com/ Fundación para la Diabetes de Castilla la Mancha.
www.fisterra.com Portal de salud muy completo, realizado por profesionales. Cuenta con secciones especiales para la diabetes.
www.diabetesjuvenil.com Página realizada por profesionales para la diabetes tipo 1.
www.feaed.org Federación Española de Asociaciones de Educadores en Diabetes.

www.diabetes.org/espanol Asociación Americana de Diabetes en Español.
www.diabeticos.org Liga Europea de Diabéticos.
www.rtve.es/tve/program/saber/diabetes/diabetes.html Se encuentra el listado completo de las asociaciones de diabéticos por comunidades autónomas.
www.diabeticos.com Web integrada en Portalsalud.info, propiedad de la Sociedad Alder Telemedicina.
www.sabervivir.com Programa *Saber Vivir* de TVE 1.
www.nlm.nih.gov/medlineplus/spanish/print/diabetes.html Información en español de la Biblioteca Nacional de Medicina de Estados Unidos y los Institutos Nacionales de Salud.
www.desg.org/ Grupo de estudio de educación terapéutica en diabetes de la Asociación Europea para el Estudio de la Diabetes (AESD).
www.carpediem-salud.com/foro.html Sistema de telemedicina para diabéticos a través del teléfono móvil.

Aguilar es un sello del Grupo Santillana
www.aguilar.es

Argentina
Av. Leandro N. Alem, 720
C1001AAP Buenos Aires
Tel. (54 114) 119 50 00
Fax (54 114) 912 74 40

Bolivia
Avda. Arce, 2333
La Paz
Tel. (591 2) 44 11 22
Fax (591 2) 44 22 08

Colombia
Calle 80, nº 10-23
Bogotá
Tel. (57 1) 635 12 00
Fax (57 1) 236 93 82

Costa Rica
La Uruca
Del Edificio de Aviación Civil
200 m al Oeste
San José de Costa Rica
Tel. (506) 220 42 42
Fax (506) 220 13 20

Chile
Dr. Aníbal Ariztía, 1444
Providencia
Santiago de Chile
Tel. (56 2) 384 30 00
Fax (56 2) 384 30 60

Ecuador
Avda. Eloy Alfaro, N33-347
y Avda. 6 de Diciembre
Quito
Tel. (593 2) 244 66 56
y 244 21 54
Fax (593 2) 244 87 91

El Salvador
Siemens, 51
Zona Industrial Santa Elena
Antiguo Cuscatlan -
La Libertad
Tel. (503) 2 289 89 20
Fax (503) 2 278 60 66

España
Torrelaguna, 60
28043 Madrid
Tel. (34) 91 744 90 60
Fax (34) 91 744 92 24

Estados Unidos
2105 NW 86th Avenue
Doral, FL 33122
Tel. (1 305) 591 95 22
y 591 22 32
Fax (1 305) 591 91 45

Guatemala
7ª avenida, 11-11
Zona nº 9
Guatemala CA
Tel. (502) 24 29 43 00
Fax (502) 24 29 43 43

Honduras
Colonia Tepeyac Contigua a
Banco Cuscatlan
Boulevard Juan Pablo, frente
al Templo Adventista 7º Día,
Casa 1626
Tegucigalpa
Tel. (504) 239 98 84

México
Avda. Universidad, 767
Colonia del Valle
03100 México DF
Tel. (52 5) 554 20 75 30
Fax (52 5) 556 01 10 67

Panamá
Avda Juan Pablo II, nº 15.
Apartado Postal 863199,
zona 7
Urbanización Industrial
La Locería
Ciudad de Panamá
Tel. (507) 260 09 45
Fax (507) 260 13 97

Paraguay
Avda. Venezuela, 276
Entre Mariscal López
y España
Asunción
Tel. y fax (595 21) 213 294
y 214 983

Perú
Avda. Primavera, 2160
Santiago de Surco
Lima, 33
Tel. (51 1) 313 40 00
Fax (51 1) 313 40 01

Puerto Rico
Avenida Rooselvelt, 1506
Guaynabo 00968
Puerto Rico
Tel. (1 787) 781 98 00
Fax (1 787) 782 61 49

República Dominicana
Juan Sánchez Ramírez, nº 9
Gazcue
Santo Domingo RD
Tel. (1809) 682 13 82
y 221 08 70
Fax (1809) 689 10 22

Uruguay
Constitución, 1889
11800 Montevideo
Tel. (598 2) 402 73 42
y 402 72 71
Fax (598 2) 401 51 86

Venezuela
Avda. Rómulo Gallegos
Edificio Zulia, 1º. Sector
Monte Cristo. Boleita Norte
Caracas
Tel. (58 212) 235 30 33
Fax (58 212) 239 10 51